陕西师范大学优秀学术著作出版资助

U0518391

"细胞信使"外泌体 与 生命健康

李 婷 著

陕西师范大学出版总社 西安

图书代号　ZZ24N2120

图书在版编目（CIP）数据

"细胞信使"外泌体与生命健康 / 李婷著 . -- 西安：
陕西师范大学出版总社有限公司，2025. 3. -- ISBN
978-7-5695-4707-8

Ⅰ. R446.1

中国国家版本馆 CIP 数据核字第 2024WA8195 号

"细胞信使" 外泌体与生命健康

"XIBAO XINSHI" WAIMITI YU SHENGMING JIANKANG

李　婷　著

责任编辑	王东升	
责任校对	钱　栩	
封面设计	鼎新设计	
出版发行	陕西师范大学出版总社	
	（西安市长安南路 199 号　邮编 710062）	
网　　址	http://www.snupg.com	
经　　销	新华书店	
印　　刷	中煤地西安地图制印有限公司	
开　　本	787 mm × 1092 mm　1/16	
印　　张	11.375	
字　　数	201 千	
版　　次	2025 年 3 月第 1 版	
印　　次	2025 年 3 月第 1 次印刷	
书　　号	ISBN 978-7-5695-4707-8	
定　　价	58.00 元	

读者购书、书店添货或发现印刷装订问题，请与本社高教出版中心联系。
电　话：（029）85307864　85303622（传真）

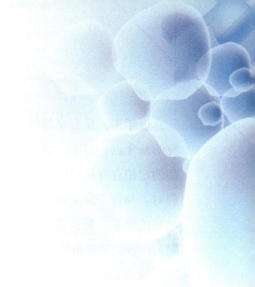

引 言
introduction

外泌体是由多种活细胞分泌的、被生物膜包裹的、直径约 30~150 nm 的纳米级胞外囊泡。它们运载着细胞特异性蛋白质、脂质和核酸等多种生物活性物质，并通过将这些物质运输至受体细胞来介导细胞间通信。近年来，外泌体领域的研究持续升温，外泌体已成为生命科学和基础医学研究的科技新宠，尤其是在外泌体作为重要媒介参与饮食－肠道微生物－机体互作的研究方面的新发现，为发展肠道健康管理策略提供了重要的科学参考。

肠道作为人体最庞大、最复杂的微生态聚集地，其内定植有上百万亿个细菌。自人类微生物组计划启动以来，研究人员已经发现了 1000 余种人体肠道共生菌。这些菌群寄居在肠道的不同部位，通过其独特的结构、活动和代谢产物等影响机体新陈代谢，维持机体内环境稳态。正如诺贝尔奖获得者 Joshua Lederberg 教授所指出的，人体与人体共生微生物构成了一个超级生物体。大量的研究表明，肠道菌群参与调节食物消化、营养代谢吸收、免疫调节、胃肠道稳态维持、疾病防御等多种重要生理过程，而肠道菌群失衡不仅仅影响胃肠道功能，甚至可以通过菌群－肠－脑轴对神经系统功能产生重大影响。目前，肠道微生物因其非侵入性、诊断效率高、诊断准确等优点，正成为发展疾病无创性诊断策略和新型治疗方案的新"窗口"。在临床医学领域，肠道微生物展现出巨大的应用潜力。

近年来，具有卓越的肠道菌群调节效应的益生菌成为代谢性疾病防治研究的新焦点。然而，最近在 *Cell* 杂志上发表的权威研究相继报道，发现益生菌的定植存在明显的个体差异。当利用益生菌重建抗生素服用患者的肠道菌群时，与预期完全相反，益生菌的补充反而抑制了被抗生素破坏的土著微生物组的恢复，延长了正常肠道微生物组的恢复时间。因此，寻找安全有效的靶向改善肠道菌群结构的新策略已成为生命健康领域的热点和前沿。

饮食是肠道微生物群的主要外源驱动力。不同的饮食模式、成分和节律会以差异性的方式调节肠道微生物群的组成和代谢活动，而饮食诱导的肠道微生物组与代谢组的变化亦会反过来直接影响机体功能。这提示肠道微生物群在桥接饮食和人类健康方面起着重要作用。近年来，鉴于饮食、肠道微生物组和机体健康之间的密切关联，引起了人们对菌群导向性食物的广泛关注。这些食物在肠道功能、新陈代谢、骨骼发育、大脑功能和免疫系统等多个方面展现出对健康有益的效果。

值得注意的是，除了碳水化合物、蛋白质和多酚等主要膳食组分外，包裹在外泌体中的饮食核酸，特别是微小核糖核酸（miRNA），也是靶向肠道微生物生长的新型关键外源性调控因子。作为外泌体的明星分子，miRNA 是一类小型非编码 RNA，通过与靶 mRNA 的 3' 非翻译区配对来介导转录后基因调控。与游离形式的 miRNA 不同，外泌体中的 miRNA 在脂质双层膜的保护下，可稳定游走于肠腔而免受上消化道分解。这些 miRNA 通过直接进入特定肠道微生物菌体中调控关键基因的表达，从而影响其生长与功能。

这些重要发现启示我们需重新审视食物中核酸的营养特性，同时也为深入了解饮食调控肠道微生物群的内载机制提供了新的见解。

除了外源性因素外，机体遗传因素在塑造和形成肠道微生物组中也起着重要作用。研究表明，人体肠道微生物组存在着高度的个体差异。不同物种之间，或同一物种的不同群体之间，甚至同一群体的不同个体之间，肠道微生物群落都有相似之处和差异性。一般来说，机体肠道微生物群在成年期表现出较高的稳定性和适应性，但在婴儿期和成年期则不太稳定。那么，驱动肠道菌群呈现一致性和变异性的因素是什么呢？有趣的是，Tavalire 等人通过构建一个以基因相似性和家庭环境为因素的儿童队列发现，共享的家庭环境是肠道微生物组的物种来源库（相似性），但一旦肠道微生物定植，机体遗传因素就会驱动微生物丰度的变化（差异），这表明机体能够主动地塑造肠道微生物群落结构。那么，这又是如何实现的呢？越来越多的研究证据表明，机体细胞分泌的内源性外泌体所承载的 miRNA 是一种有效的内源性调节因子，可以直接调控肠道微生物组。

特别引人注目的是，小鼠肠上皮细胞和 Hopx 阳性细胞能够分泌外泌体至结肠内容物中，并将其载运的 miRNA 输送至肠道微生物体内，进而通过靶向关键基因的表达特异性调控其生长。这种通过分泌外泌体 miRNA 来调控特定肠道细菌生长的新型作用模式为研究机体主动操纵肠道微生物组的机制提供了新的研究方向。

综上所述，外泌体所载运的 miRNA 等生物活性物质是饮食、肠道微生物组和宿主相互作用的关键介质。本书在系统介绍外泌体和肠道微生物本质的基础上，首次从宿主来源内源性外泌体和饮食来源外源性外泌体两个角度，探讨了内、外源性外泌体通过靶向肠道微生物影响生命健康的奥秘；与此同时，还从肠道细菌所衍生外泌体的角度，探讨了其对机体健康的多方面影响。围绕动植物食品衍生的天然外泌体，分析食源外泌体及其 miRNA 与肠道微生物之间的靶向关系及调节机制，有助于挖掘具有潜在益生效应的天然 miRNA——"益生 miRNA"，并推动"益生 miRNA"在菌群导向性食品定制中的应用。针对机体与肠道微生物群互作的研究则揭示了机体主动操纵肠道微生物组的内源外泌体关联性调节新机制，凸显了内源性外泌体 miRNA 作为肠道微生物相关疾病的诊断 / 预后生物标志物和治疗靶点的潜力。此外，尽管肠道微生物源外泌体的功效组分和作用机制尚不清楚，但其不仅会反过来在多环节影响机体的局部组织，还会影响远端组织，这暗示了微生物源外泌体在人体内环境稳态和机体健康中的潜在作用。总之，从细胞间"通信员"外泌体的崭新视角，理解饮食、肠道微生物组和宿主之间的内在联系，持续发掘可特异性靶向肠道微生物的候选 miRNA，将为肠道菌群靶向性健康干预策略的提出与发展提供新的见解和思路，为个性化饮食和精准健康研究奠定重要的科学基础。

经广泛查阅国内外各类文献专著和资料，发现目前国内外尚无一本系统阐释外泌体作为重要媒介参与饮食－肠道微生物－机体互作的专业学术著作。本著作将填补该领域的著作空白，为研究人员提供了解和掌握外泌体相关知识的重要参考和依据。本著作的推广也将吸引更多优秀的研究者投身本领域，开展更系统更全面的研究，为全民健康注入更强劲的动力，推动我国健康事业的发展。

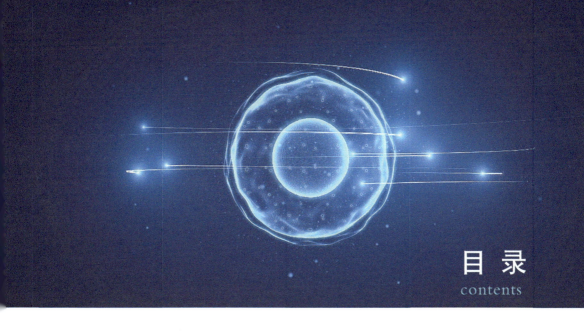

目 录
contents

第一部分
外泌体——炙手可热的科技新宠

第四部分
西蓝花源外泌体样纳米颗粒通过调节肠道菌群和色氨酸代谢减轻洛哌丁胺诱导的便秘

第五部分
富含 peu-MIR2916-p3 的大蒜外泌体通过重塑肠道微生物群，特别是促进抗结肠炎拟杆菌 *Bacteroides thetaiotaomicron* 生长缓解小鼠结肠炎

第六部分
机体内源性外泌体——隐藏的肠道微生物主宰者

第七部分
微生物源外泌体——影响机体健康多方面

后记

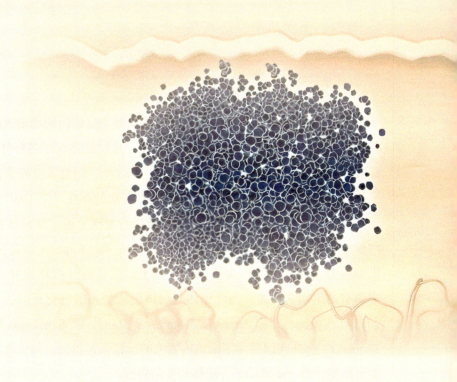

第一部分
外泌体——炙手可热的科技新宠

1.1 追本溯源，揭开外泌体的神秘面纱

1.1.1 外泌体概述

外泌体（exosome）是一种具有脂质双分子层结构的纳米级膜性囊泡，直径约为 30~150 nm，由大多数细胞分泌，并广泛存在于各种体液（如血液、唾液、尿液、脑脊液和乳汁）中[1, 2]。1983 年，研究人员在大鼠网织红细胞的体外培养过程中首次发现了这种细胞外囊泡的存在[3]。1987 年，Johnstone 正式将其命名为"exosome"[4]。在最初的发现阶段，外泌体被普遍认为是细胞废弃物，因此长期被忽视，直到 1996 年，Raposo 等首次揭示了 B 淋巴细胞分泌的外泌体作为抗原呈递因子，改变胞外微环境并参与 T 细胞免疫调节的生物学功能，为外泌体与机体健康关系的研究开辟了新的领域[5]。2013 年，美国科学家 James E. Rothman、Randy W. Schekman 和德国科学家 Thomas C. Südhof 因揭示了细胞内囊泡的运输调控机制，包括外泌体，而获得诺贝尔奖，进一步推动了外泌体研究的热潮。

现已发现，外泌体含有多种生物活性物质，如母细胞特异性的核酸、蛋白质和脂质等。其中承载的核酸分子主要包括 mRNA、线粒体 RNA 及 miRNA、lncRNA（长链非编码 RNA）和 circRNA（环状 RNA）等非编码 RNA[2, 6]。在不同的病理生理条件下，细胞会选择性地生成含有不同内容物的外泌体，而不同细胞来源的外泌体对靶细胞的调节作用也不同[7]。大量研究表明，外泌体不仅可以反映来源细胞的病理生理状态，还被证实是细胞间传递生物活性物质的重要媒介。在免疫应答、蛋白质代谢、细胞损伤后转归、肿瘤的发生与转移、耐药性等多种病理生理过程中，外泌体发挥着重要作用[7, 8]。

1.1.2 外泌体的产生与分泌

外泌体的形成机制至今仍未明确，目前主流观点认为外泌体的产生始于细胞质膜向内凹陷形成早期内小体，内小体向内出芽形成的腔内囊泡（intraluminal vesicles，ILVs）继而成熟为多囊泡体（multivesicular bodies，

MVBs），多囊泡体与质膜融合后将内部的 ILVs 以囊泡的形式释放至胞外基质中，这些囊泡就是外泌体[2, 9, 10]。在外泌体形成的早期阶段，细胞膜向内凹陷产生最初的内小体，生物活性成分在内积累形成早期分选内体（early sorting endosomes，ESEs）。早期分选内体在胞吞分选复合体和运输所需相关蛋白的控制下形成晚期分选内体（late sorting endosomes，LSEs），晚期分选内体经二次凹陷形成多囊泡体[11, 12]。晚期分选内体在脂膜内陷过程中，有选择性地分拣 RNAs、miRNAs、脂质和蛋白质等内含物[11, 12]。外泌体的生物起源如图 1-1 所示[2]。

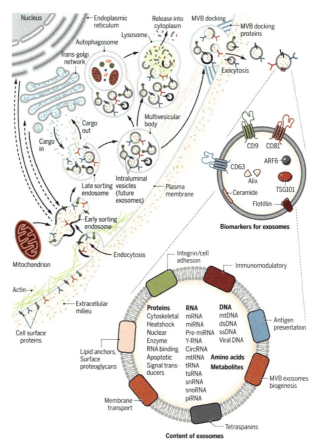

图 1-1　外泌体的生物起源与结构[2]

目前的研究发现，外泌体的产生主要有两种途径：①晚期分选内体在囊泡分拣蛋白，如转运必需的内体分选复合物（endosomal sorting complex required for transport，ESCRT）的作用下，通过识别、分类、挑选内含物而产生多囊泡体；②晚期分选内体在神经酰胺的协助下生成多囊泡体[13, 14]。其中，ESCRT途径是调控多囊泡体和外泌体形成与释放的经典途径。ESCRT途径包括四种蛋白复合体：ESCRT-0、ESCRT-I、ESCRT-II、ESCRT-III，以及多种辅助蛋白Alix、Vps4、VTA-1，它们共同参与多囊泡体的形成和外泌体的最终释放[15]。然而，并非所有多囊泡体都会与质膜融合后被释放至胞外形成外泌体，有些多囊泡体可能会被运送至溶酶体，与其所有成分一起被降解，或重新进入高尔基体再循环[13, 14, 16]。目前，决定多囊泡体命运的因素还不十分清楚[10]。

1.1.3 外泌体的组成

外泌体的内容物主要包括核酸（DNA、mRNA、miRNA等非编码RNA）、蛋白质、脂质、细胞因子、转录因子受体和酶等生物活性物质，反映了供体细胞的性质和生理状态（图1-2）[17]。根据ExoCarta数据库最新统计，目前研究人员已在不同生物来源和不同细胞类型的外泌体中共发现9000多种蛋白质、1000余种脂质、3000多种信使RNA（mRNA）和2000多种miRNA[18]。由于外泌体具有脂质双分子层，因此，包裹其内的核酸、蛋白质等生物活性物质能够保持稳定的生物活性。当被邻近或远处的受体细胞摄取后，这些物质能够调节受体细胞的生理功能，从而发挥多重生物学作用。

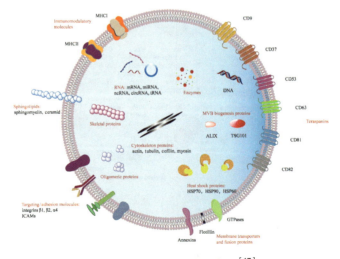

图1-2 外泌体的组成示意图[17]

（1）核酸

外泌体核酸包括 DNA 与 RNA，其中在靶 0 细胞内发挥生物学功能的主要是 RNA。外泌体 DNA 主要包括单链 DNA、双链 DNA、基因组 DNA、线粒体 DNA，甚至是反转录互补 DNA[19, 20]。外泌体 DNA 的分泌可以有效排出细胞质中的有害 DNA，有助于细胞 DNA 的质控，可能在炎症调节中发挥重要作用，也可能作为癌症、病毒感染或化疗耐药性的生物标志物[19-21]。

外泌体中还含有丰富的 mRNA 和非编码 RNA，主要包括 miRNAs、tRNAs、rRNAs、snRNAs、piRNAs、snoRNAs 和 RNA 碎片[22-24]。有研究表明，部分外泌体 mRNA 能够不被降解，以完整长度进入受体细胞中，并在受体细胞中翻译为功能蛋白[25]。miRNAs 则是长度约 19 到 25 个核苷酸的内源单链非编码 RNA 分子，在转录后水平上调控基因表达和蛋白质合成，参与细胞增殖、分化、凋亡和免疫系统发育等，是外泌体中含量丰富且重要的一类非编码 RNA[26, 27]。Quan 等[28]在牛乳外泌体中共鉴定出 273 种 miRNAs，且大部分 miRNA 与免疫相关。此外，大量外泌体 miRNAs 已被报道能够影响肿瘤细胞的增殖、转移、耐药性、肿瘤筛查和监测等过程，其有可能作为一种有前景的无创生物标志物和潜在的靶向因子应用于癌症诊断与治疗[29-31]。Kahlert C 等发现，由免疫细胞、间质细胞和癌细胞分泌的携带 miRNA 的外泌体在肿瘤微环境中能够介导供体细胞和受体细胞间通信，调控癌症进程和转移[29]。Zhou 等人的研究表明，肝癌细胞产生的外泌体 miR-21 能够迁移至肝星状细胞，并通过激活该细胞中的 PDK1/AKT 信号途径，将肝星状细胞转化为与肿瘤相关的成纤维细胞而加速肿瘤的发展恶化[30]。LIU 等人首次证实，与健康对照组相比，结直肠癌患者血浆外泌体 miR-139-3p 水平明显下调，且转移性结直肠癌患者与非转移性结直肠癌患者相比，其体内的外泌体 miR-139-3p 水平亦显著下调，这提示外泌体 miR-139-3p 可能是结直肠癌诊断的一种新型辅助诊断标志物[31]。

不同细胞来源的外泌体包含独特的 miRNA 表达谱，与其亲本细胞不同。然而，外泌体如何分选 miRNAs 尚无定论，目前存在四种假说：①神经鞘磷脂酶 2（Neutral sphingomyelinase 2，nSMase2）依赖途径。nSMase2 是第一个被报道与外泌体分选 miRNAs 有关的蛋白质[32-35]。Kosaka 等[32]发现过表达 nSMase2 可增加外泌体 miRNAs 的数量，反之亦然。② miRNA 基序和核糖核蛋白（Heterogeneous nuclear ribonucleoproteins，hnRNPs）依赖途径。Villarroya-Beltri 等[33]发现，单糖基化的 hnRNPA2B1 可以识别 miRNAs 序列中 3'端的特定基序（GGAG），并使其进入外泌体。此外，hnRNPA1 和 hnRNPC 也是 hnRNPs 家族蛋白，似乎也参与外泌体 miRNAs 的分选，但具体机制尚不清楚[33]。③依赖于 miRNA 的 3'端序列。Koppers-Lalic 等[34]发现尿苷化的 3'端有利于直接将 miRNAs 分拣到外泌体中，而 3'端腺苷酸化的 miRNAs 主要存在于细胞中。④ miRNAs 诱导沉默复合体（miRNA-induced silencing complex，miRISC）相关途径。成熟的 miRNAs 可结合真核翻译起始因子 2C2（AGO2）形成 miRISC，从而调控 miRNAs 是否被加载到外泌体中。Guduric-Fuchs 等[35]发现，敲除 AGO2 可降低某些 miRNAs 的种类和丰度。总之，miRNAs 中的特定序列、某些酶和蛋白质均有可能控制外泌体分选 miRNAs。

（2）蛋白质

外泌体蛋白组成分析表明，外泌体蛋白质主要分为两类。一类是所有外泌体共有的蛋白，它们参与囊泡的形成和分泌过程，包括膜转运和融合相关蛋白等。另一类是特异性成分，与其原细胞和组织息息相关，即具有细胞特异性，如主要组织相容性复合体（major histocompatibility complex，MHC）MHC-II、CD45 等[11]。不同来源的外泌体具有相似的生物合成途径，因此外泌体中的许多蛋白均与多囊泡体的形成过程相关[36]，如调节外泌体形成和多囊泡体转运的内体分选复合物 ESCRT 蛋白及其辅助蛋白（如多囊泡内体蛋白 Alix、肿瘤易感基因 TSG101 蛋白、分子伴侣热休克同源蛋白 HSC70 和热休克蛋白 HSP90β）主要存在于依赖 ESCRT 释放机制的外泌体中。

外泌体中的大部分非特异性蛋白质来源于亲代细胞中保守区域的细胞质和膜蛋白，例如靶向融合蛋白、胞质酶、分子伴侣、膜转运蛋白、热休克蛋白（HSP70 和 HSP90）、黏附蛋白、细胞骨架蛋白（肌动蛋白、膜突蛋白、埃兹蛋白与微管蛋白）以及信号转导蛋白等[37-39]。外泌体表面所特有的四跨膜蛋白超家族（CD9、CD63、CD81 与 CD82）可以作为外泌体的标志物[37,38]。参与外泌体形成的一些重要蛋白，如 Alix、TSG101、带电多囊泡体蛋白

4C、膜联蛋白（Annexin）亦是外泌体的生物标志物[38, 39]。而不同来源外泌体的特异性蛋白可能与细胞信号转导功能相关，在不同的生理病理条件下其表达有所差异，因此特异性蛋白更具备作为生物学标志物的潜力[40]。Samuel等[41]从初牛乳和成熟牛乳的外泌体中分别鉴定出8124和4443个蛋白质，发现初牛乳外泌体中的蛋白质与免疫反应和细胞生长息息相关。此外，外泌体还包含RNA编辑酶、脂肪酶、蛋白酶、糖基转移酶、糖苷酶和代谢酶等，其中许多都具有改变外泌体内容物的潜力[42]。体液中的外泌体蛋白受血液高丰度蛋白质干扰少、表达稳定，使其较血液中传统的可溶性诊断分子更有意义[40]。故此，外泌体蛋白质在外泌体的产生和生理功能的发挥过程中均起着重要的作用。

（3）脂质

脂质不仅在外泌体膜结构中起着重要作用，还参与外泌体的生物合成和调节受体细胞内环境稳态。然而，关于外泌体脂质的具体组成和功能，目前可获取到的信息非常有限。根据Exo Carta数据库显示，共有1116种脂类在外泌体中被发现[24]。尽管不同细胞分泌的外泌体在脂质组成上存在差异，但其双分子层主要含有磷脂酰胆碱（PC）、磷脂酰丝氨酸（PS）、磷脂酰乙醇胺（PE）、磷脂酰肌醇（PIs）、磷脂酸（PA）、胆固醇、神经酰胺、鞘磷脂（SM）、鞘糖脂和一些低丰度脂质[42-44]。外泌体膜上的脂类分布并不对称，外膜中主要分布鞘磷脂、其他鞘脂类和大部分磷脂酰胆碱，而其他脂类主要位于内膜上[45]。外泌体膜脂还包含溶酶双磷脂酸，这是一种非常规的磷脂，其有助于胆固醇的积累，在其他细胞的胞膜上一般不存在[46]。研究表明，外泌体中的脂质种类和含量与其母细胞存在一定差异，外泌体中胆固醇、鞘磷脂、鞘糖脂以及磷脂酰丝氨酸含量是其母细胞中含量的2~3倍，但外泌体中磷脂酰胆碱含量比母细胞少[43]。外泌体中由神经酰胺、胆固醇和鞘脂等构成的脂质筏在传递免疫信号过程中发挥着重要作用[43]。

1.1.4 外泌体的分离与提取

由于外泌体的大小、来源、内容物和功能具有异质性，目前还没有标准的、普适的外泌体分离技术，这严重限制了对外泌体功能的深入研究[47]。目前常用的分离方法有差速超速离心法、密度梯度离心法、旋转超滤法、尺寸排阻色谱法、聚合物沉淀法、免疫磁珠法、微流体分离法等[47-49]。每种分离技术都有其优缺点（见表 1-1）[24, 48, 49]。

表 1-1　外泌体的分离方法及其优缺点

方法	原理	耗时	产量	纯度	优点	缺点
差速超速离心	根据其密度、大小和形状发生沉降	长	高 5%~25%	高	低成本，产量高，可大规模生产	纯度和数量有限，可能损伤外泌体的部分膜结构
密度梯度超速离心	根据其密度、大小和形状发生沉降	长	很低	高	纯度高	操作烦琐，耗时长，离心速度苛刻，分离产量较低
超滤法	分子量不同	短	低	高	不需要特殊设备，富集效率高，耗时少且不影响外泌体的生物活性	成本高，耗时长，存在滤孔堵塞、蛋白质污染等问题，且过滤膜孔径会对分离结果产生影响
尺寸排阻色谱法	分子大小或分子量不同	中等	低	高	简单高效，纯度高，可自动化控制	需要特殊的设备协助
免疫磁珠方法	抗原抗体之间的免疫亲和性	短	低	高	特异性高，纯度高	高价，抗体可被阻断，特制抗体膜，步骤烦琐
聚合物沉淀法	改变溶解性和分解性	长	低	低	操作简单，不需特殊仪器	纯度较低，易与杂质混合，需去除杂质
微流控分离	微尺度上的物理和生化特性	短	低	高	所需样本小，快速，廉价，可自动化控制	缺少标准和大规模的试验检测
人工抗体分离	抗原抗体之间的分子识别	短	低	高	制备简便，经济实用，适用于大规模使用，通用性强	专业性强，配基种类有待开发
等电沉淀	等电点	短	低	低	成本低	纯度低，重现性差

超速离心法是目前应用最广泛的一种分离方法，密度梯度离心法是由超速离心法衍生而来的。超速离心法因能有效提取出细胞培养上清和生物体液（包括血清、尿、脑脊液、母乳、房水和羊水等）中的外泌体而得以广泛使用。其原理是利用逐步升高的相对离心力，依次将死亡细胞、细胞碎片和凋亡小体等杂质有效地清除，纯化后即得到外泌体（图1-3）[49, 50]。影响超速离心法所得外泌体的纯度与产率的因素有很多，包括离心转速、离心时间以及样品黏度等。而密度梯度离心法是将样本和蔗糖梯度材料一起超速离心，使样品中不同组分沉降到各自的等密度区域，从而实现外泌体的分离，其分离有效度取决于外泌体与生物样本中其他成分之间在粒径大小与密度上的差异度（图1-3）[49, 51]。密度梯度离心法虽然操作方便，能得到纯度更高的外泌体，但提取过程十分耗时且高度依赖仪器，也有报道称离心过程中产生的高剪切力可能会对外泌体的质量产生不良影响[52]，因此超速离心法有待进一步优化。

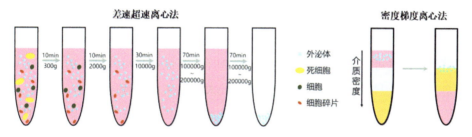

图1-3　差速超速离心法和密度梯度离心法原理示意图[49]

超滤法和尺寸排阻色谱法都是基于尺寸筛分的外泌体分离技术。超滤法依据外泌体与蛋白质及其他大分子物质的大小差异，利用超滤膜分离外泌体。一般分为三个步骤：首先，过滤细胞和细胞碎片；第二步，去除游离蛋白质，得到浓缩的生物样本；最后，使用具有特定孔径的超滤膜对外泌体进行分类[53, 54]。然而，由于超滤膜的黏附作用，可能会导致外泌体的损失，并且过滤过程中产生的压力和剪切力也会对外泌体造成一定程度的损伤[53, 54]。

尺寸排阻色谱法也是一种基于尺寸大小进行外泌体分离的方法。该技术使用填充了多孔聚合物微球的柱子，根据生物样本分子的直径差异，分子在穿过微球时所需的时间不同，从而实现分离，半径小的分子因渗入柱中孔穴因而需要更长的时间才能通过色谱柱，而大分子则从色谱柱中更早地洗脱。与离心法和过滤法相比，尺寸排阻色谱法具有重复性好、成本低、无损检测等优点[55]。但该方法提取外泌体时所需时间较长，在一定程度上限制了其在治疗与研究中的有效性[55]。

聚合物沉淀法用于分离病毒和其他生物大分子已有五十多年的历史，近年来，逐渐被应用于分离外泌体。沉淀法中最早使用的介质是聚乙二醇（PEG），PEG水溶液将外泌体包裹，促进外泌体聚集体的形成，然后通过1500 g的低速离心即可将其沉淀[49, 56, 57]。然而聚合物沉淀法提取到的产物除外泌体之外，还含有非外泌体蛋白、免疫球蛋白、病毒颗粒、免疫复合物和其他污染物[49, 57]，纯度较差，且其中的聚合物难以去除，对后续的分析会造成不良影响。

外泌体膜表面含有大量蛋白质。免疫亲和方法是基于抗体与外泌体的膜蛋白之间的特异性结合来分离外泌体，因此该分离方法也是唯一一种可识别特定细胞来源外泌体的方法[49]。目标蛋白质多选用外泌体表面普遍具有的CD63、CD9、CD81等跨膜蛋白、膜联蛋白和上皮细胞黏附分子（EpCAM）等[58, 59]，也可根据研究需要进行特殊选择。其优点是对外泌体的捕获更具有亲和力和特异性，且不需要特殊设备，大多数实验室皆可应用。然而，抗原抗体结合需要足够的作用时间，因此分离方案普遍存在操作耗时、提取效率低的问题，不适用于大规模的使用及分析；并且，抗体与外泌体一旦结合很难在温和的洗脱条件下将其分离[49]。

到目前为止，仍然没有一种常规方法能够同时保证外泌体的含量、纯度和生物活性[60]。为了进一步提高外泌体分离的纯度和效率，一些新兴的跨学科技术也被应用于外泌体的制备。基于微流控技术的外泌体分离技术就是新技术之一。微流控技术是指利用微管道（尺寸为数十到数百微米）处理或操纵微小流体（体积为纳升到阿升）的系统所涉及的科学和技术[61]。近年来，随着微纳米制造工艺的发展，微流控技术被广泛应用于各种微粒的分离及检测过程。一些研究人员在微流控技术的基础上结合声波、介电电泳、微流体黏弹性等物理特性成功发展了多种基于微流控技术的外泌体分离方法，如声流体技术、介电泳技术、利用流体动力学特性分离等方法[48]。基于微流体技术的外泌体分离方法虽然通量低，但具备许多优势，例如样品和试剂的消耗极少、分离度高、灵敏度高、成本低、时间少等，具有很高的潜在应用前景[62]。与传统方法相比，该方法更适用于微量样品分析，未来有望被广泛应用于个人医疗和精准治疗中。

1.1.5 外泌体的鉴定

由于采用常规外泌体分离技术得到的大多是小型细胞外囊泡（extracellular vesicles，EVs）的混合物，因此需要对提取到的外泌体进行鉴定。外泌体的鉴定通常从两方面进行：一方面是形态特征的鉴定。主要利用扫描电镜（scanning electron microscopy，SEM）或透射电镜（transmission electron microscopy，TEM）等电子显微镜对外泌体的形态进行鉴定，同时采用动态光衍射（dynamic light scattering，DLS）或纳米颗粒示踪分析（nanoparticle tracking analysis，NTA）等检测外泌体的粒径[49]。2014年国际细胞外囊泡协会提出外泌体检测的金标准：在电镜下观察外泌体是不是杯状囊泡的形态；通过NTA粒径检测后，确定粒径大小是否在外泌体粒径范围30~150 nm之间。

对提取的外泌体进行形态鉴定的经典方法是磷钨酸染液进行负染后利用TEM进行观察。负染前，含有外泌体的生物样本须经PBS重悬后滴加于铜网上进行预处理，负染并室温晾干后使用TEM观察外泌体形态。TEM观察到的外泌体通常呈现出大小不一的"杯状"或"双凹碟形"，如图1-4所示为生姜外泌体的TEM示意图[63]。TEM的一般原理是把经加速和聚集的电子束透射到非常薄的生物样本，并与样品内部原子相互碰撞后改变方向，产生立体角散射，散射角度与生物样本的密度和厚度有关，进而形成明暗不同的影像，影像经放大后于成像屏显示以揭示样品内部结构细节[64]。目前最先进的TEM的分辨率已达0.1 nm。TEM已被广泛应用于确定分离纯化得到的样品是否具有较典型的外泌体结构[65]。SEM的原理是利用聚焦得非常细的高能电子束以扫描式照射于生物样本上，与样品表面的原子相互作用而产生二次电子和背散射电子成像，进而得到样品内部高分辨率信息[64]。无论是SEM还是TEM，二者均对样品的预处理和制备过程要求较高，样品的分离方法和样品性质是决定电镜结果好坏的重要因素。

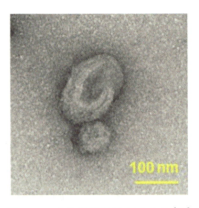

图 1-4　生姜外泌体的形态表征[63]

　　DLS 和 NTA 都是利用光学手段跟踪悬浮液中纳米颗粒的布朗运动，通过计算，对外泌体粒径分布做出统计。DLS 通过检测散射光的强度进而反映纳米粒子的粒径大小；NTA 则是通过记录单个纳米粒子的运动轨迹，并做相应的数学计算，从而得到颗粒的浓度与尺寸分布情况[49, 66]。但 DLS 易受体系中颗粒的多分散性干扰，且分辨率低，为获得特征峰，颗粒的粒径大小需要至少满足 3 倍的差距（如 30 nm 和 90 nm）；而 NTA 技术的局限性在于需保证所鉴定的样本中外泌体的浓度范围达到 $2 \times 10^8 \sim 2 \times 10^9$/mL，当样品量有限时，浓度的要求可能成为检测的障碍[49, 67]。相比较而言，NTA 技术的样本处理更为简单快捷，可更好地保证外泌体的原始状态，且其检测过程仅需花费数分钟，在检测结束后，研究人员可将仍保持着天然形态的外泌体回收备用[49, 68]。NTA 技术检测外泌体粒径及浓度时，成功的关键因素是样品制备与正确的稀释倍数[69]。

　　另一方面是对外泌体表面特异性标志蛋白的鉴定与核实。根据 2018 年国际细胞外囊泡协会发布的关于外泌体鉴定和功能研究最低实验要求（MISEV2018）的规定，鉴定外泌体时需同时检测不同类型的蛋白质，如跨膜蛋白、膜结合蛋白等，并强调了阴性对照在鉴定中的重要性[70]。可通过 Western blot、酶联免疫法以及流式细胞技术等鉴定样品中是否存在外泌体标志蛋白。四跨膜蛋白超家族中的 CD63、CD9、CD81 蛋白、肿瘤易感基因 101 蛋白（TSG101）以及热休克蛋白 HSP70 等都是最常用到的外泌体标志蛋白[2]。

综上，现有的外泌体分离技术很难获得 100% 纯度的外泌体样品，同时也没有任何一种单一的鉴定手段可以完成对外泌体物理性质和化学性质的同步分析。因此，为了评估分离纯化的外泌体样品是否符合国际细胞外囊泡协会的最低实验要求，联合多种技术手段对样品进行鉴定是开展后续研究必不可少的前提。

1.2 外泌体：亦敌亦友的细胞间金牌"通信员"

外泌体在发现初期被认为是细胞排泄废弃物的一种方式，其可作为"清洁工"清除细胞中多余的或不必要的物质，维持细胞内环境的稳态。随着外泌体研究的深入，越来越多研究发现外泌体亦可作为"邮差"充当细胞间通信的信使，在机体的生理和病理过程中发挥重要作用。细胞间通信是细胞之间相互识别、相互反应以及相互作用的过程。在多细胞生物中，细胞间通信是维持细胞功能和组织稳态所必需的，这种交流可通过细胞与细胞之间直接联系或通过分泌介质来实现。现已明确，外泌体的细胞间信息传递作用是对其他生物诱导效应的延伸，其作用是基于外泌体内容物而起效的[71]。作为细胞间通信的重要信使，外泌体可通过多途径多位点将其载运的多种生物活性物质和在细胞外液中易失活或易降解成分（如 miRNAs、mRNAs 等）安全地转移传递至靶细胞内，激活胞内信号通路，从而参与调控其生理活性，并改变其细胞表型[2, 72]。其中，外泌体明星分子 miRNA 所诱发的影响最为显著，其通过碱基互补配对方式与靶基因 mRNA 的 3'非翻译区（3'–untranslated region，3'UTR）完全结合以降解目标 mRNA，或不完全结合以阻遏目标 mRNA 翻译，负向调控基因表达，进而影响细胞生命活动[27]。过去十几年来，研究人员发现外泌体在组织修复、疾病发生发展、免疫应答等生物过程中发挥着重要作用[2]。

1.2.1 外泌体介导细胞间通信的方式

越来越多研究表明，外泌体能够通过循环系统到达机体其他细胞或组织，产生远程调控作用，是机体远距离细胞间通信交流的重要手段。外泌体介导细胞间通信的方式主要有三种[73]：外泌体膜蛋白与靶细胞膜蛋白结合，激活靶细胞内信号通路；在细胞外基质中，外泌体膜蛋白被蛋白酶剪切，剪切的碎片作为配体与细胞膜上的受体结合，激活靶细胞内信号通路进而实现胞间交流，有报道称外泌体膜上的一些蛋白（例如 LAMP-2）并未在其起源细胞的表面检测到；外泌体膜与靶细胞膜直接融合，非选择性地将其所载运的蛋白质、mRNA、microRNA 及环状 RNA（circRNA）等生物活性物质传递给靶细胞，进行胞内调节。这种融合可能会引发靶细胞膜特征的一些改变，包括脂质浓度发生变化以及外泌体膜蛋白向靶细胞表面转移等。纳米生物技术专家 Enrico Ferrari 博士领导的研究小组发现，外泌体的体积越小，越容易被其他细胞摄取，这使得细胞间的交流发生得更快[74]。

1.2.2 靶细胞摄取外泌体的途径

细胞可通过受体–配体直接作用、膜融合、内化作用等途径摄取外泌体（图 1-4）[75]。这些途径共同调控靶细胞对外泌体的吸收。

（1）受体–配体直接作用

外泌体表面的跨膜蛋白可作为配体直接与靶细胞表面的受体结合，并启动下游信号级联以激活靶细胞（图 1-5 A）。这是外泌体介导免疫调节和细胞凋亡的常见途径。研究发现，外泌体经蛋白酶 K 处理后受体细胞对其摄取明显减少，这说明外泌体表面蛋白在受体细胞摄取外泌体中发挥着重要作用[76]。树突状细胞释放的外泌体可通过 MHC 肽复合物激活 T 淋巴细胞，并通过与细菌表面的 Toll 样受体配体结合，激活旁观者树突状细胞并增强免疫应答[77, 78]。表达肿瘤抗原（如 MHC-I、MHC-II 和四链蛋白 CD34、CD80）的脐带血来源外泌体也可刺激 T 细胞增殖以产生抗肿瘤活性[79]。此外，树突状细胞外泌体表面所表达的配体，包括肿瘤坏死因子（TNF）、Fas 配体（FasL）和 TNF 相关凋亡诱导配体（TRAIL），可与肿瘤细胞上的 TNF 受体结合，激活 caspase 通路以引发细胞凋亡[80]。

（2）外泌体与质膜直接融合

外泌体也可与细胞质膜融合后将其内容物直接释放到靶细胞的胞质中（图 1-5 B）。该过程包含两个步骤，外泌体的疏水性脂质双分子层首先与质膜之间形成半融合柄，随后膨胀融合成一个一致的膜结构。SNARE 和 Rab 蛋白家族可能介导该融合过程[81, 82]。外泌体表面存在的脂筏样结构域、整合素和粘附分子亦介导其与靶细胞的相互作用、附着与膜融合[83-85]。借助可与外泌体结合的亲脂性染料十八烷基罗丹明 B（R18）有助于区分内吞作用和融合作用。R18 通常以自猝灭浓度引入外泌体双层膜，当外泌体双层膜与未标记的受体膜融合时 R18 即被稀释，产生荧光，如此即可监测膜融合过程[86]。研究人员已在树突状细胞和肿瘤细胞中观察到该过程[87, 88]。虽然目前证据有限，但一些研究者认为，肿瘤微环境的低 pH 所诱导的刚性增高和鞘磷脂增加可促进外泌体融合[89]，这使得膜融合成为肿瘤细胞摄取外泌体的重要途径。

（3）内化作用

外泌体主要由受体细胞内化，随后释放其内容物[90, 91]。该过程快速且对温度敏感，可因低温而速度减缓[92]。常见的内吞途径都参与外泌体的内化过程。网格蛋白介导的内吞作用是通过对各种跨膜受体和配体进行逐步组装而实现的，其特征是三脚蛋白复合体（网格蛋白）的参与使其形成网格蛋白包被的囊泡（图 1–5 C）；内化的囊泡随后被解开并与内小体发生融合[93]。这种外泌体摄取模式发生在大多数细胞类型中，如卵巢和结肠肿瘤细胞、心肌细胞、巨噬细胞、肝细胞或神经细胞、上皮细胞等，它们均依赖于网格蛋白介导内吞作用所必需的因子[75]。Dynamin–2 是网格蛋白介导内吞作用的重要参与者，可在切割所需的内陷颈部形成项圈状结构。对 Dynamin–2 的抑制可降低巨噬细胞和小胶质细胞对外泌体的摄取[75]。在癌细胞中，转铁蛋白受体（网格蛋白介导的内吞作用的主要载体）的过度表达可强化外泌体摄取过程[94]。越来越多证据表明网格蛋白介导的内吞作用是靶细胞摄取外泌体的典型途径之一。这一高度调节的过程也可能受外泌体内载物和组成的影响[93]。小窝蛋白（Caveolin）介导的内吞作用是另一种潜在的外泌体摄取途径。该途径由跨膜蛋白 caveolins 所介导，caveolins 可构建小烧瓶或 ω 样质膜内陷，称细胞膜穴样内陷[95]（图 1–5 D）。

脂质筏介导的膜内陷是将内载物转移到早期内小体的主要内吞机制（图 1–5 E），可影响外泌体摄取过程[96]。脂质筏是富含胆固醇、鞘脂和糖基磷脂酰肌醇（GPI）锚定蛋白的耐去污膜微结构域[84]。研究发现，对复杂脂质的代谢抑制可改变脂质筏对外泌体的吸收。而可干扰细胞内胆固醇转运的甲基 – β – 环糊精减少了乳腺癌细胞对外泌体的摄取[97]。当用鞘脂合成抑制剂对外泌体产生细胞进行预处理后，树突状细胞对外泌体的摄取受损[98]。此外，膜联蛋白 AnxA2 可通过将外泌体固定在细胞表面的特定黏附位点来促进脂质筏介导的内吞作用[97]。

吞噬作用通常吞噬细菌和死细胞等大颗粒，同时也可内化外泌体等小颗粒。吞噬作用是一个分步进行的过程，首先细胞膜变形将大量胞外颗粒包围起来，然后形成吞噬体，最后将内化的物质引导至溶酶体[99]（图 1-5 F）。磷脂酰肌醇 -3- 激酶（PI3K）和磷脂酶 C（PLC）酶是吞噬体闭合所必需的。这种外泌体摄取途径在巨噬细胞和树突状细胞等免疫细胞中比较常见[87, 100]。

巨胞饮作用是在肌动蛋白驱动下诱导向内的质膜内陷，内陷的质膜被收紧形成细胞内隔室胞饮体（图 1-5 G）。巨胞饮作用是依赖于生长因子的非特异性内吞机制，其可非特异性摄取胞外可溶性分子、营养素和抗原[101]。胆固醇介导的 Rac1 GTP 酶募集、Na^+/H^+ 交换功能以及在某些情况下动态蛋白均可调节巨胞饮[102]。随着胞饮体的成熟，然后通过与溶酶体融合而内化，以降解或再循环回质膜[103, 104]。

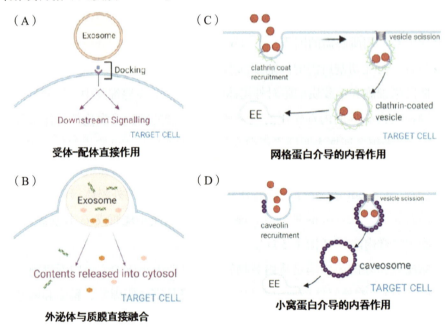

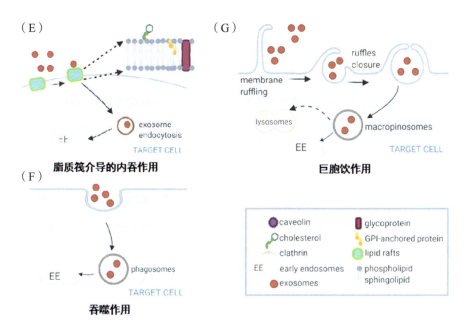

图 1-5 靶细胞摄取外泌体的途径 [75]

1.2.3 外泌体对机体的作用，亦敌亦友

几乎所有细胞都能够分泌外泌体。人体每天大约产生 10^{14} 个外泌体，近乎每个细胞平均每天分泌 1000~10000 个。外泌体就像是细胞间通信的特工，一群细胞分泌的外泌体在体液中"游走"，到达目的地后，作用于另一群细胞并诱导其做出相应的应答。首先，外泌体作为细胞间通信的媒介，在细胞和组织之间传递信号，参与调控细胞增殖、分化、凋亡等生物学过程。其次，外泌体可通过其携带的生物活性分子，如核酸、蛋白质和脂质等，调控靶细胞的基因表达和生物活性，从而对细胞的功能产生影响。细胞吸收和分泌外泌体的过程彼此联系，不同的外泌体吸收途径和机制以及外泌体对不同类型细胞作用的特异性增加了其在细胞间通信功能的复杂性 [2]。

关于外泌体对受体细胞作用的认知多来自针对外泌体组分去向和受体细胞所发生改变的相关研究。现已证实，外泌体在机体生长发育、免疫应答、疾病发生发展等生物学过程中均发挥着重要作用。"祸兮福之所倚，福兮祸之所伏"，这些外泌体对机体的作用既有积极的一面也有消极的一面。例如干细胞外泌体可能具有抗炎和组织再生作用，而肿瘤细胞外泌体可进一步促进肿瘤的发生发展[105, 106]。近年来，外泌体与人体健康关系的研究不断涌现，外泌体在生物医学领域展现出极大的应用前景。

（1）外泌体与生殖和发育

人类的生殖、妊娠和胚胎发育依赖于精准、动态的细胞间通信。精液、羊水、血液和母乳中都含有大量细胞间通信介质—外泌体[2]。研究发现精浆外泌体与精子成熟过程有关[107]。精浆外泌体还富含 let-7a、let-7b、miR-148a、miR-375、miR-99a 等 miRNA，这些 miRNA 与白细胞介素 IL-10 和 IL-13 的表达有关，这提示精浆外泌体可能在生殖道常驻免疫中发挥作用[108]。精浆来源外泌体还可能通过阻断 HIV 早期蛋白转录激活剂 Tat 的募集和随后的 HIV-1 转录抑制 HIV-1 感染[109]。

此外，人类的胎盘滋养层可通过将外泌体 miRNA（19 号染色体 miRNA 簇，C19MC）传递至非胎盘细胞以诱导自噬，并赋予胎盘抵抗脊髓灰质炎病毒、人巨细胞病毒和单纯疱疹病毒 1 感染的能力[110]。在孕妇的血浆外泌体中，其装载的 miRNA 和蛋白质会随孕期阶段不同而发生变化[111, 112]。母乳来源外泌体则有助于产后健康，且母乳外泌体中含有大量具有免疫相关功能的 miRNA，它们可在体外增加外周血来源 T 调节细胞的数量，调节免疫耐受[113, 114]。

（2）外泌体与免疫调节

尽管在长时间内重复给予小鼠较低剂量的鼠源或人源外泌体后并未观察到严重的免疫反应，但外泌体在免疫反应中的作用已被广泛报道[2, 115]。最近对工程化外泌体的系列研究表明，外泌体在引发适应性和先天性免疫反应方面具有重要作用，这为将它们用于开发可应对感染性病原体或癌症的免疫治疗策略提供了有力的支撑[2]。外泌体在免疫调节中的作用可能源自对抗原肽的转移和呈递、向受体细胞传递的 DNA 诱导性 cGAS-STING 信号（一种由胞质 DNA 传感触发炎症基因表达和 I 型 IFN 反应的免疫途径）、外泌体 miRNA 对基因表达的调控以及外泌体表面配体对不同信号通路的诱导等[2]。

研究显示，树突状细胞分泌的外泌体携带 MHC I 类和 II 类分子，它们分别与抗原特异性 CD8$^+$ 细胞、杀伤性 T 细胞、CD4$^+$ 辅助 T 细胞的 T 细胞受体结合，在远离树突状细胞处也可激活 T 细胞[116]。外泌体不仅含有蛋白质抗原，还含有母细胞来源的 mRNA 或 non-coding RNA（特别是 miRNA），这些 RNA 可调节靶细胞内的关键基因表达[25]。细胞杀伤性 T 细胞或自然杀伤性细胞来源外泌体表面携带 Fas 配体、TRAIL、CD40 配体等 TNF 家族蛋白，可诱导靶细胞凋亡[117]。癌细胞亦可释放装载 Fas 配体或 TRAIL 等的外泌体，这些外泌体可诱导免疫细胞凋亡，使癌细胞免受免疫细胞攻击[118]。除了能诱导免疫细胞凋亡外，癌细胞来源外泌体还具有多重免疫抑制效果。例如，当癌细胞外泌体作用于自然杀伤细胞时，则可抑制癌细胞识别机制中 NKG2D 受体的表达，从而降低对癌细胞的杀伤性[119]。此外，间充质干细胞外泌体作为抗炎作用的媒介，促进巨噬细胞极化，调节免疫应答，并以此促进受损组织修复[105]。

（3）外泌体与心血管健康

外泌体在动脉粥样硬化、糖尿病相关心血管疾病、与心力衰竭相关的代谢适应、新生内膜形成和血管修复、原发性高血压、肺动脉高压、主动脉瘤等心血管疾病中发挥多重作用[120, 121]。小鼠血小板衍生的外泌体可通过减少巨噬细胞清除剂受体 CD36 的表达，减少对有害胆固醇（氧化低密度脂蛋白）的摄取，从而预防动脉粥样硬化[122]。相反，内脏脂肪外泌体中的 miR-27b-3p 可特异性作用于血管内皮细胞，促发内皮细胞炎症反应及动脉粥样硬化的发生[123]。引人注目的是，大量研究报道，外泌体 miRNA，包括 miR-19a、miR-21（源自可靶向大鼠成肌细胞 PDCD4 的鼠心脏祖细胞）、miR-22（源自可靶向缺血小鼠心肌细胞 MECP2 的小鼠骨髓源性间充质干细胞）和 miR-21-5p（源自可靶向人心肌细胞 SERCA2a、ATP 酶和 L 型钙通道的人骨髓来源间充质干细胞），可能通过限制心肌细胞凋亡、促进线粒体功能、保持心脏收缩性而发挥心血管保护作用[2, 124-126]。

（4）外泌体与神经系统疾病

外泌体介导的细胞间通信已成为神经科学领域的新兴研究方向。近年来的研究揭示，多种 miRNA 参与神经元重塑过程，而外泌体可将 miRNA 等基因药物靶向递送至大脑[7, 127-129]。据报道，斑马鱼神经元可通过分泌携带 miR-132 的外泌体远程调节血–脑屏障完整性[127]。负载 miR-124 的狂犬病病毒糖蛋白修饰型外泌体的系统性给药可将 miR-124 有效传递至梗死部位，促进皮质神经祖细胞获得神经元识别，并通过强大的皮质神经再生来保护缺血性损伤[128]。此外，间充质干细胞外泌体作为有效的细胞间通信、物质运输和药物载体，在脑出血、脑血管病、阿尔茨海默病、癫痫、脊髓损伤等神经系统疾病的组织修复中发挥重要作用[130]。由于血－脑屏障的存在，大分子药物无法通过血－脑屏障进入脑部组织发挥药效，导致许多神经系统疾病无法得到有效的治疗。近年来，外泌体因其体积微小、可穿透血－脑屏障、可装载脂质、蛋白、核酸等信号物质的特点，在神经系统疾病中展现出巨大的临床应用潜力。

（5）外泌体与肿瘤

肿瘤细胞能够产生大量外泌体，这些外泌体可诱导并改变受体细胞的生理状态，从而调控肿瘤的形成、生长、血管生成、转移、副肿瘤综合征和耐药性等过程。乳腺癌和前列腺癌细胞分泌的外泌体通过转移其携带的 miRNA 诱导肿瘤形成[131, 132]。前列腺癌细胞外泌体中的 miR-125b、miR-130、miR-155 以及 HRas 和 Kras mRNA 参与脂肪干细胞的肿瘤重编程与形成过程[132]。此外，正如免疫调节部分所述，肿瘤细胞外泌体既可抑制免疫细胞（DCs、NK 细胞、CD4+ 和 CD8+T 细胞等）引发的抗肿瘤反应，也可诱导免疫抑制或调节细胞群（MDSCs、Tregs 和 Bregs）以发挥免疫抑制功能[133]。

肿瘤细胞来源外泌体在转移部位引发实质性信号反应后重塑远端微环境以增强癌细胞转移的例子已在多种癌症中报道[2]。例如，胃癌细胞外泌体通过将其携带的 EGFR 传递至肝脏 Kupffer 细胞和肝星状细胞，以增强肝脏中 HGF 信号传导进而促进肝脏特异性转移[134]。相反，基质细胞来源外泌体向癌细胞的传递同样能够影响癌症的进展和转移。如星形胶质细胞衍生的外泌体 miR-19a 传递至乳腺癌细胞后可抑制磷酸酶和张力素同源物（phosphatase and tensin homolog，PTEN）表达并诱导其脑转移[135]。

外泌体也参与肿瘤微环境的血管生成和胞外基质重塑过程，这是肿瘤生长和转移扩散的关键步骤。乳腺癌细胞外泌体所承载的 miR-105 可通过抑制血管内皮紧密连接蛋白 ZO-1（zonular occludens 1）的表达，破坏血管完整性、增强血管通透性，从而促进肿瘤转移[136]。

据报道，外泌体还可诱发癌细胞对多种化疗药物和抗体等的耐药性，这主要是依赖外泌体与治疗药物直接作用以降低其对抗癌细胞的疗效，或外泌体（主要源自癌症相关成纤维细胞）改变癌细胞转录组以增强其存活能力来实现的[2]。癌症相关成纤维细胞（CAF）衍生的外泌体可通过刺激癌症干细胞生长，并助力耐药性在癌细胞群之间的传播来诱导结直肠癌化疗耐药性[137]。这一过程可能是由外泌体 miRNA 的水平转移所介导（已在乳腺癌细胞中观察到因外泌体 miRNA 转移而导致耐药性传递的现象）[138]。CAF 外泌体中的 miR-21 还可与凋亡蛋白酶激活因子 1（apoptotic protease activating factor 1，APAF1）结合后赋予卵巢癌细胞紫杉醇耐药性[139]，巨噬细胞外泌体 miR-385 则可激活胰腺癌细胞中胞苷脱氨酶的活性并赋予其吉西他滨（一种抗肿瘤药物，属于 DNA 合成抑制剂）耐药性[140]。与此同时，化疗和放射性治疗也可反过来直接影响外泌体的生物合成，从而对治疗结果产生潜在影响[141]。研究发现，放射治疗可刺激癌细胞产生外泌体 miR-7-5p，进而诱导旁观细胞自噬[142]。

与研究其在其他疾病中的作用相比，外泌体在癌症领域的研究进展迅速。现已明确，外泌体与癌症的无限增殖、转移、血管生成、耐药等典型特征有关，且外泌体在癌症进展中的作用可能是动态的，与肿瘤类型、遗传学和肿瘤分期有关[2,143]。然而，外泌体影响肿瘤发生发展的分子病理机制尚待进一步研究。

1.3 外泌体的未来：化敌为友

外泌体介导的细胞间通信可能发生在正常细胞和异常细胞之间，也可能发生在不同组织的细胞之间。大量研究表明，外泌体在生殖发育、免疫应答、病毒侵袭、心血管疾病、神经系统疾病、癌症等进程中发挥着重要作用。尽管不同细胞来源的外泌体在这些疾病的发生发展过程中可能发挥促进作用，也可能发挥抑制作用，但我们可以通过基因工程或化学等手段对外泌体进行复杂的工程化改造，调控外泌体的组成及生物学功能，从而更好地服务于我们的治疗目的[144]。近年来，外泌体作为一种新型生物学介质，在生物医学应用中展现出巨大的潜力。

1.3.1 外泌体在疾病诊断中的应用潜能

生物标志物是临床上广泛用于疾病诊断、疗效评估和预后预测的工具。一个好的生物标志物应具备4个重要特征，即特异性、敏感度、稳定性和可以以相对无创的方式获得。外泌体因其携带母细胞的蛋白质、核酸和代谢产物等物质信息，且可准确反映母细胞的病理生理状态（在不同的病理生理状态下，外泌体承载的内容物有所不同，其中可能携带病变组织的特定生物标志物），因而具备成为疾病诊断标志物的潜力。

所有生物体液中均存在外泌体，且所有细胞均可分泌外泌体，这使得外泌体在微创液体活检中展现出极大的潜力，可用于纵向取样追踪疾病进展[2]。外泌体在生物合成过程中所捕获的复杂的细胞外和细胞内分子，可用于全面的、多参数的诊断检测[2]。外泌体表面的蛋白质则有助于对其进行免疫捕获和富集。与此同时，外泌体所包裹的内容物因受到脂质膜的保护，可免于核酸酶、蛋白酶等的分解，相对稳定，并且可从血液、尿液及其他体液中获得，因此，其检测方法便捷、检测结果敏感[144]。

Melo 等在研究胰腺癌时发现，患者血液外泌体中富含磷脂酰肌醇蛋白聚糖 –1（glypican–1，GPC1，一种细胞表面蛋白聚糖），通过对患者血清外泌体中 GPC1 水平进行检测，能够极高的特异性和敏感性诊断出早期胰腺癌[145]。外泌体还可用于预测患者对药物的敏感度并判断预后。血浆外泌体中的雄激素受体剪接变异体 7（androgen receptor splice variant 7，AR–V7）可以用来预测前列腺癌患者对性激素治疗的耐药性[146]。

目前，已有商业化的外泌体诊断试剂盒获得批准上市，如 ExoDx™ Prostate（IntelliScore）适用于对年龄 50 岁以上、前列腺特异性抗原（prostate specific antigen，PSA）水平在 2~10 ng/mL 的男性进行风险管理；Guardant 360® CDx 液体活检测试作为辅助诊断，用于识别无法手术切除的晚期复发型 HER2 突变非小细胞肺癌患者[144, 147]。

以外泌体为基础的非侵入性诊断方法使得在癌症病情发展过程中及时监测分子标志物的变化成为可能。这种基于体液的检测比重复的组织活检更易收集样本，更易监控疾病进程。目前，基于外泌体的疾病诊断主要应用于心血管疾病、中枢神经系统性疾病和癌症。随着研究的逐步深入，其正努力向肝脏、肾脏和肺部的其他疾病拓展。

1.3.2 外泌体在疾病治疗中的应用潜能

（1）外泌体自身作为治疗剂

干细胞因其在组织修复和再生方面的治疗潜力，在转化医学中得到了广泛应用。外泌体通常具有与其来源细胞相似的功能。愈来愈多的研究证据表明，外泌体是干细胞或前体细胞发挥治疗益处的关键媒介。其中，间充质干细胞衍生的外泌体因其再生能力、免疫耐受性和免疫调节功能等，已在多项临床研究中作为治疗剂被测试[76]。Nassar 等采用人脐带血来源的间充质干细胞外泌体治疗慢性肾病后明显减轻了患者的炎症反应和肾病进展[148]。另有一项旨在评估人脐带血来源间充质干细胞外泌体对 I 型糖尿病患者 β 细胞质量的作用的临床试验正在进行中（ClinicalTrials.gov，NCT02138331）。

更值得关注的是，注射心肌细胞、内皮细胞和平滑肌细胞的混合物虽可改善心脏损伤，但其实际效果却因细胞植入和滞留不佳而受到限制，且该方法存在诱发肿瘤和心律不齐的潜在风险[149]。2020 年，Gao 等以猪为研究对象，利用由心肌细胞、内皮细胞和平滑肌细胞的混合物（均来自人诱导的多能干细胞，human induced pluripotent stem cells，hiPSCs）自然分泌的外泌体来治疗心肌梗死，发现其产生的再生效益相当于直接注射 hiPSCs 衍生的心脏细胞，且外泌体治疗不会增加致心律失常并发症的风险，该发现可能为心肌损伤提供无细胞治疗的新选择[150]。

除干细胞外泌体外，植物细胞衍生的外泌体亦展现出良好的健康益处。一项旨在评估生姜或芦荟衍生的外泌体对多囊卵巢综合征患者胰岛素抵抗和慢性炎症影响的临床研究正在进行中（ClinicalTrials.gov，NCT03493984），试验结果尚待公布。总之，外泌体正掀起药物研发的新热潮，其研究主要聚焦外泌体在皮肤创伤愈合、骨再生、下肢缺血和血管损伤修复等方面的治疗潜力。

（2）外泌体作为药物递送载体

鉴于外泌体在组织和器官中分布广泛，可穿透血 – 脑屏障、胎盘屏障等各种生物屏障，且表面表达各种粘连蛋白（跨膜蛋白和整合素）有便于膜相互作用和膜融合等特性，外泌体在药物递送方面展现出突出的应用价值[144, 151]。外泌体作为一种天然的纳米药物递送系统，可借助现代分子生物学等手段对其进行编辑修饰，适当改变其内容物和表面蛋白，以便将治疗性药物精准递送至靶组织或靶细胞发挥治疗作用，从而提高药物的生物利用度并减少毒副作用[144]。Sun 等[152]利用鼠淋巴瘤细胞系 EL-4 衍生的外泌体作为姜黄素的载体，明显提高姜黄素的溶解性、稳定性及生物利用度。通过构建由脂多糖诱发的败血性休克小鼠模型，他们发现，腹膜内注射外泌体载运的姜黄素可促进小鼠肺部抑制免疫反应的 CD11b$^+$Gr-1$^+$ 细胞凋亡，从而发挥抗炎作用，而单纯注射姜黄素却并未呈现类似功效。

外泌体还可作为一种有效的基因传递工具，通过将携带的核酸传递至靶细胞并发挥生物学效应，进而实现基因治疗的目的。华中科技大学同济医学院附属协和医院陈振兵教授团队利用 miR-31-5p 作为改善内皮细胞功能的关键治疗性 miRNA 分子，构建了工程化外泌体，此工程化外泌体在细胞实验中改善了内皮细胞增殖、迁移和成管功能；在动物实验中则通过促进血管生成加快了糖尿病创面愈合[153]。

外泌体作为药物递送载体的优势主要体现在：①外泌体的免疫原性较低；②外泌体具有良好的耐受性，无明显副作用；③外泌体存在有别于其他药物载体的蛋白和磷脂双分子层结构，这种结构保护性好、稳定性高，更易于与受体细胞融合后将药物释放到受体细胞内；④外泌体的膜结构还可使其免于被网状内皮系统捕获，从而获得更长的体内循环时间以提高转运效率；⑤外泌体的传递存在靶向性，可准确地作用到靶细胞上发挥治疗作用；⑥外泌体能够穿透生物屏障，可用于中枢神经系统相关疾病的药物递送[144, 154]。外泌体作为天然高效的新型药物递送系统正在被积极地开发，其治疗应用前景十分广阔，但外泌体载体的研究仍处于起始阶段，对外泌体结构和功能的进一步探索，将有助于构建有效的外泌体药物载体。

参考文献

［1］ARENACCIO C, FEDERICO M. The multifaceted functions of exosomes in health and disease: an overview［J］. Adv Exp Med Biol, 2017, 998: 3–19.

［2］KALLURI R, LEBLEU V S. The biology, function, and biomedical applications of exosomes［J］. Science, 2020, 367（6478）: eaau6977.

［3］HARDING C, HEUSER J, STAHL P. Receptor-mediated endocytosis of transferrin and recycling of the transferrin receptor in rat reticulocytes［J］. J Cell Biol, 1983, 97（2）: 329–339.

［4］JOHNSTONE R M, ADAM M, HAMMOND J R, et al. Vesicle formation during reticulocyte maturation. Association of plasma membrane activities with released vesicles（exosomes）［J］. J Biol Chem, 1987, 262（19）: 9412–9420.

［5］RAPOSO G, NIJMAN H W, STOORVOGEL W, et al. B lymphocytes secrete antigen-presenting vesicles［J］. J Exp Med, 1996, 183（3）: 1161–1172.

［6］彭梦阳，贺花，王献伟，等. 外泌体的生物学功能和调控机制研究进展［J］. 中国畜牧杂志, 2021, 57（1）: 11–16.

［7］李羿，申兵冰，徐小松，等. 外泌体 miRNA 与疾病诊治的研究进展［J］. 临床与病理杂志, 2018, 38（9）: 2003–2017.

［8］RODRÍGUEZ M, SILVA J, LÓPEZ-ALFONSO A, et al. Different exosome cargo from plasma/bronchoalveolar lavage in non-small-cell lung cancer［J］. Gene Chromosome Cancer, 2014, 53（9）: 713–724.

［9］LAI J J, CHAU Z L, CHEN S Y, et al. Exosome processing and characterization approaches for research and technology development[J]. Adv Sci, 2022, 9（15）: e2103222.

[10] DOYLE L M, WANG M Z. Overview of extracellular vesicles, their origin, composition, purpose, and methods for exosome isolation and analysis[J]. Cells, 2019, 8: 727.

[11] ZHANG Y, BI J Y, HUANG J Y, et al. Exosome: a review of its classification, isolation techniques, storage, diagnostic and targeted therapy applications[J]. Int J Nanomed, 2020, 15: 6917–6934.

[12] YÁÑEZ-MÓ M, SILJANDER P R, ANDREU Z, et al. Biological properties of extracellular vesicles and their physiological functions[J]. J Extracell Vesicles, 2015, 4: 27066.

[13] KOWAL J, TKACH M, THERY C. Biogenesis and secretion of exosomes[J]. Curr Opin Cell Biol, 2014, 29: 116–125.

[14] HURLEY J H. ESCRT complexes and the biogenesis of multivesicular bodies[J]. Curr Opin Cell Biol, 2008, 20（1）: 4–11.

[15] WOLLERT T, HURLEY J H. Molecular mechanism of multivesicular body biogenesis by ESCRT complexes[J]. Nature, 2010, 464（7290）: 864–869.

[16] YIN T, LIU Y, JI W, et al. Engineered mesenchymal stem cell-derived extracellular vesicles: a state-of-the-art multifunctional weapon against Alzheimer's disease[J]. Theranostics, 2023, 13（4）: 1264–1285.

[17] 韩杰, 葛安, 马晓霞, 等. 外泌体提取及保存技术研究进展 [J]. 中国细胞生物学学报, 2021, 43（02）: 451–459.

[18] ExoCarta [DB/OL]. [2024-5.10]. http://www.exocarta.org.

[19] KAHLERT C, MELO S, PROTOPOPOV A, et al. Identification of double-stranded genomic DNA spanning all chromosomes with mutated KRAS and p53 DNA in the serum exosomes of patients with pancreatic cancer[J]. J Biol Chem, 2014, 289（7）: 3869–3875.

[20] THAKUR B K, ZHANG H, BECKER A, et al. Double-stranded DNA in exosomes: a novel biomarker in cancer detection[J]. Cell Res, 2014, 24: 766–769.

[21] TAKAHASHI A, OKADA R, NAGAO K, et al. Exosomes maintain cellular homeostasis by excreting harmful DNA from cells[J]. Nat Commun, 2017, 8: 15287.

[22] SHURTLEFF M J, YAO J, QIN Y, et al. Broad role for YBX1 in defining the small noncoding RNA composition of exosomes[J]. P Natl Acad Sci USA, 2017, 114（43）: E8987–E8995.

[23] WEI Z, BATAGOV A, SCHINELLI S, et al. Coding and noncoding landscape of extracellular RNA released by human glioma stem cells[J]. Nat Commun, 2017, 8: 1145.

[24] 杜春梅, 权素玉, 南雪梅, 等. 外泌体的生物学功能及牛乳源性外泌体资源开发进展 [J]. 动物营养学报, 2022, 34（3）: 1416–1425.

[25] VALADI H, EKSTRÖM K, BOSSIOS A, et al. Exosome-mediated transfer of mRNAs and microRNAs is a novel mechanism of genetic exchange between cells[J]. Nat Cell Biol, 2007, 9（6）: 654–659.

[26] EBERT M S, NEILSON J R, SHARP P A. MicroRNA sponges: competitive inhibitors of small RNAs in mammalian cells[J]. Nat methods, 2007, 4（9）: 721–726.

[27] GEBERT L F R, MACRAE I J. Regulation of microRNA function in animals[J]. Nat Rev Mol Cell Biol, 2019, 20（1）: 21–37.

[28] QUAN S, NAN X, WANG K, et al. Replacement of forage fiber with non-forage fiber sources in dairy cow diets changes milk extracellular vesicle-miRNA expression[J]. Food Funct, 2020, 11（3）: 2154–2162.

[29] KAHLERT C, KALLURI R. Exosomes in tumor microenvironment influence cancer progression and metastasis[J]. J Mol Med, 2013, 91（4）: 431–437.

[30] ZHOU Y, REN H, DAI B, et al. Hepatocellular carcinoma derived exosomal miRNA-21 contributes to tumor progression by converting hepatocyte stellate cells to cancer associated fibroblasts[J]. J Exp Clin Cancer Res, 2018, 37（1）: 324.

［31］LIU W, YANG D, CHEN L, et al. Plasma exosomal miRNA-139-3p is a novel biomarker of colorectal cancer［J］. J Cancer, 2020, 11（16）: 4899–4906.

［32］KOSAKA N, IGUCHI H, HAGIWARA K, et al. Neutral sphingomyelinase 2（nSMase2）-dependent exosomal transfer of angiogenic microRNAs regulate cancer cell metastasis［J］. Biol Chem, 2013, 288: 10849–10859.

［33］VILLARROYA-BELTRI C, GUTIÉRREZ-VÁZQUEZ C, SÁNCHEZ-CABO F, et al. Sumoylated hnRNPA2B1 controls the sorting of miRNAs into exosomes through binding to specific motifs［J］. Nat Commun, 2013, 4: 2980.

［34］KOPPERS-LALIC D, HACKENBERG M, BIJNSDORP I V, et al. Nontemplated nucleotide additions distinguish the small RNA composition in cells from exosomes［J］. Cell Rep, 2014, 6: 1649–1658.

［35］GUDURIC-FUCHS J, O'CONNOR A, CAMP B, et al. Selective extracellular vesicle-mediated export of an overlapping set of microRNAs from multiple cell types［J］. BMC Genomics, 2012, 13: 357.

［36］李维特, 杨硕, 乔蕊, 等. 外泌体的生物学特性及其在分子标记中的作用［J］. 实用医学杂志, 2017, 33（12）: 2062–2064.

［37］THÉRY C, OSTROWSKI M, SEGURA E. Membrane vesicles as conveyors of immune responses［J］. Nat Rev Immunol, 2009, 9（8）: 581.

［38］叶济世, 夏中元. 外泌体在神经炎症相关疾病中的研究进展［J］. 医学综述, 2018, 24（05）: 843-847+852.

［39］TSILIONI I, PANAGIOTIDOU S, THEOHARIDES T C. Exosomes in neurologic and psychiatric disorders［J］. Clin Ther, 2014, 36（6）: 882–888.

［40］覃思华, 郑磊. 外泌体蛋白质组学研究进展［J］. 临床检验杂志, 2016, 34（12）: 927-930.

［41］SAMUEL M, CHISANGA D, LIEM M, et al. Bovine milk-derived exosomes from colostrum are enriched with proteins implicated in immune response and growth［J］. Sci Rep, 2017, 7: 1–10.

［42］PEGTEL D M, GOULD S J. Exosomes［J］. Annu Rev Biochem, 2019,

88: 487–514.

［43］SKOTLAND T, SANDVIG K, LLORENTE A. Lipids in exosomes: current knowledge and the way forward［J］. Prog Lipid Res, 2017, 66: 30–41.

［44］LLORENTE A, SKOTLAND T, SYLVÄNNE T, et al. Molecular lipidomics of exosomes released by PC-3 prostate cancer cells［J］. BBA-Mol Cell Biol L, 2013, 1831: 1302–9.

［45］VAN MEER G, VOELKER D R, FEIGENSON G W. Membrane lipids: where they are and how they behave［J］. Cell Biol, 2008, 9: 112-124.

［46］CHEVALLIER J, CHAMOUN Z, JIANG G, et al. Lysobisphosphatidic acid controls endosomal cholesterol levels［J］. J Biol Chem, 2008, 283: 27871–27880.

［47］朱梦梅，林佳莉，王楚棋，等. 治疗性外泌体的研究进展［J］. 药学学报，2022, 57（3）: 627–637.

［48］刘娜，杜盼盼，杨扬，等. 基于微流控技术的外泌体分离方法的研究进展［J］. 生物技术通报，2019, 35（1）: 207–213.

［49］王立志，刘路宽，刘晶. 外泌体分离与纯化技术研究进展［J］. 化学通报，2021, 84（10）: 1023–1030.

［50］HELWA I, CAI J, DREWRY M, et al. A comparative study of serum exosome isolation using differential ultracentrifugation and three commercial reagents［J］. PLoS ONE, 2017, 12（1）: e0170628.

［51］IWAI K, MINAMISAWA T, SUGA K, et al. Isolation of humansalivary extracellular vesicles by iodixanol density gradient ultracentrifugation and their characterizations［J］. J Extracell Vesicles, 2016, 5: 30829.

［52］KONOSHENKO M Y, LEKCHNOV E A, VLASSOV A V, et al. Isolation of extracellular vesicles: general methodologies and latest trends［J］. Biomed Res Int, 2018, 2018: 8545347.

［53］XU R, GREENING D W, ZHU H, et al. Extracellular vesicle isolation and characterization: toward clinical application［J］. J Clin Invest, 2016, 126（4）: 1152–62.

[54] XU R, GREENING D W, RAI A, et al. Highly-purified exosomes and shed microvesicles isolated from the human colon cancer cell line LIM1863 by sequential centrifugal ultrafiltration are biochemically and functionally distinct[J]. Methods, 2015, 87: 11–25.

[55] BÖING A N, POL E, GROOTEMAAT A E, et al. Single-step isolation of extracellular vesicles by size-exclusion chromatography[J]. J Extracell Vesicles, 2014, 3: 23430.

[56] WENG Y, SUI Z G, SHAN Y C, et al. Effective isolation of exosomes with polyethylene glycol from cell culture supernatant for in-depth proteome profiling[J]. Analyst, 2016, 141: 4640–4646.

[57] KONOSHENKO M Y, LEKCHNOV E A, VLASSOV A V, et al. Isolation of extracellular vesicles: general methodologies and latest trends[J]. Biomed Res, 2018, 2018: 8545347.

[58] ZHAO H, YANG L, BADDOUR J. Tumor microenvironment derived exosomes pleiotropically modulate cancer cell metabolism[J]. Elife, 2016, 5: 10250.

[59] TAURO B J, GREENING D W, MATHIAS R A, et al. Comparison of ultracentrifugation, density gradient separation, and immunoaffinity capture methods for isolating human colon cancer cell line LIM1863-derived exosomes[J]. Methods, 2012, 56（2）: 293–304.

[60] YANG X X, SUN C, WANG L, et al. New insight into isolation, identification techniques and medical applications of exosomes[J]. J Control Release, 2019, 308: 119–129.

[61] LIN B, LEI Y, WANG J, et al. Microfluidic-based exosome analysis for liquid biopsy[J]. Small Methods, 2021, 5（3）: e2001131.

[62] SALAFI T, ZEMING K K, ZHANG Y. Advancements in microfluidics for nanoparticle separation[J]. Lab Chip, 2016, 17（1）: 11–33.

[63] TENG Y, REN Y, SAYED M, et al. Plant-derived exosomal microRNAs shape the gut microbiota[J]. Cell Host Microbe, 2018, 24（5）: 637–652.

［64］PASCUCCI L, SCATTINI G. Imaging extracelluar vesicles by transmission electron microscopy: coping with technical hurdles and morphological interpretation［J］. Biochim Biophys Acta Gen Subj, 2021, 1865（4）: 129648.

［65］JUNG M K, MUN J Y. Sample preparation and imaging of exosomes by transmission electron microscopy［J］. J Vis Exp, 2018, 131: e56482.

［66］SHAO H L, IM H, CASTRO C M, et al. New technologies for analysis of extracellular vesicles［J］. Chem Rev, 2018, 118（4）: 1917–1950.

［67］SOKOLOVA V, LUDWIG A K, HORNUNG S, et al. Characterisation of exosomes derived from human cells by nanoparticle tracking analysis and scanning electron microscopy［J］. Colloids Surf B Biointerfaces, 2011, 87（1）: 146–50.

［68］SZATANEK R, BAJ-KRZYWORZEKA M, ZIMOCH J, et al. The methods of choice for extracellular vesicles（EVs）characterization［J］. Int J Mol Sci, 2017, 18（6）: 1153.

［69］TIWARI S, KUMAR V, RANDHAWA S, et al. Preparation and characterization of extracellular vesicles［J］. Am J Reprod Immunol, 2021, 85（2）: e13367.

［70］THÉRY C, WITWER K W, AIKAWA E, et al. Minimal information for studies of extracellular vesicles 2018（MISEV2018）: a position statement of the International Society for Extracellular Vesicles and update of the MISEV2014 guidelines［J］. J Extracell Vesicles, 2018, 7（1）: 1535750.

［71］MELDOLESI J. Exosomes and ectosomes in intercellular communication［J］. Curr Biol, 2018, 28（8）: R435–R444.

［72］TKACH M, THÉRY C. Communication by extracellular vesicles: where we are and where we need to go［J］. Cell, 2016, 164（6）: 1226–1232.

［73］MATHIVANAN S, JI H, SIMPSON R J. Exosomes: extracellular organelles important in intercellular communication［J］. J Proteomics, 2010, 73（10）: 1907–1920.

［74］CAPONNETTO F, MANINI I, SKRAP M, et al. Size-dependent cellular uptake of exosomes［J］. Nanomed-Nanotechnol, 2016, 12: 009.

［75］GURUNG S, PEROCHEAU D, TOURAMANIDOU L, et al. The exosome journey: from biogenesis to uptake and intracellular signalling［J］. Cell Commun Signal, 2021, 19（1）: 47.

［76］ISAAC R, REIS F C G, YING W, et al. Exosomes as mediators of intercellular crosstalk in metabolism［J］. Cell Metab, 2021, 33（9）: 1744–1762.

［77］TKACH M, KOWAL J, ZUCCHETTI A E, et al. Qualitative differences in T-cell activation by dendritic cell-derived extracellular vesiclc subtypes［J］. Embo J, 2017, 36（20）: 3012–3028.

［78］SOBO-VUJANOVIC A, MUNICH S, VUJANOVIC N L. Dendritic-cell exosomes cross-present Toll-like receptor-ligands and activate bystander dendritic cells［J］. Cell Immunol, 2014, 289（1-2）: 119–127.

［79］GUAN S, LI Q, LIU P P, et al. Umbilical cord blood-derived dendritic cells loaded with BGC823 tumor antigens and DC-derived exosomes stimulate efficient cytotoxic T-lymphocyte responses and antitumor immunity in vitro and in vivo［J］. Cent Eur J Immunol, 2014, 39（2）: 142–151.

［80］MUNICH S, SOBO-VUJANOVIC A, BUCHSER W J, et al. Dendritic cell exosomes directly kill tumor cells and activate natural killer cells via TNF superfamily ligands［J］. Oncoimmunology, 2012, 1（7）: 1074–83.

［81］CHERNOMORDIK L V, MELIKYAN G B, CHIZMADZHEV Y A. Biomembrane fusion: a new concept derived from model studies using two interacting planar lipid bilayers［J］. Biochim Biophys Acta, 1987, 906（3）: 309–352.

［82］JAHN R, SÜDHOF T C. Membrane fusion and exocytosis［J］. Annu Rev Biochem, 1999, 68: 863–911.

［83］VALAPALA M, VISHWANATHA J K. Lipid raft endocytosis and exosomal transport facilitate extracellular trafficking of annexin A2［J］. J Biol Chem, 2011, 286（35）: 30911–30925.

［84］MULCAHY L A, PINK R C, CARTER D R. Routes and mechanisms of extracellular vesicle uptake［J］. J Extracell Vesicles, 2014, 3: 24641.

[85] LEVY S, SHOHAM T. Protein-protein interactions in the tetraspanin web[J]. Physiology, 2005, 20: 218–224.

[86] NUNES-CORREIA I, EULÁLIO A, NIR S, et al. Fluorescent probes for monitoring virus fusion kinetics: comparative evaluation of reliability[J]. Biochim Biophys Acta, 2002, 1561（1）: 65–75.

[87] MONTECALVO A, LARREGINA A T, SHUFESKY W J, et al. Mechanism of transfer of functional microRNAs between mouse dendritic cells via exosomes[J]. Blood, 2012, 119（3）: 756–766.

[88] ZHENG Y, TU C G, ZHANG J W, et al. Inhibition of multiple myeloma-derived exosomes uptake suppresses the functional response in bone marrow stromal cell[J]. Int J Oncol, 2019, 54（3）: 1061–1070.

[89] PAROLINI I, Federici C, Raggi C, et al. Microenvironmental pH is a key factor for exosome traffic in tumor cells[J]. J Biol Chem, 2009, 284（49）: 34211–34222.

[90] JOSHI B S, DE BEER M A, GIEPMANS B G, et al. Endocytosis of extracellular vesicles and release of their cargo from endosomes[J]. ACS Nano, 2020, 14（4）: 4444–44455.

[91] TIAN T, WANG Y Y, WANG H T, et al. Visualizing of the cellular uptake and intracellular trafficking of exosomes by live-cell microscopy[J]. J Cell Biochem, 2010, 111（2）: 488–496.

[92] ESCREVENTE C, KELLER S, ALTEVOGT P, et al. Interaction and uptake of exosomes by ovarian cancer cells[J]. BMC Cancer, 2011, 11: 108.

[93] METTLEN M, CHEN P H, SRINIVASAN S, et al. Regulation of clathrin-mediated endocytosis[J]. Annu Rev Biochem, 2018, 87: 871–896.

[94] GONDA A, MOYRON R, KABAGWIRA J, et al. Cellular-defined microenvironmental internalization of exosomes[M]. In: Calderon AGDBaJAR, Extracellular Vesicles and Their Importance in Human Health. www.intechopen. com. IntechOpen; 2019.

[95] KISS A L, BOTOS E. Endocytosis via caveolae: alternative pathway with

distinct cellular compartments to avoid lysosomal degradation[J]. J Cell Mol Med, 2009, 13（7）: 1228–1237.

[96] DELENCLOS M, TRENDAFILOVA T, MAHESH D, et al. Investigation of endocytic pathways for the internalization of exosome-associated oligomeric alpha-synuclein[J]. Front Neurosci, 2017, 11: 172.

[97] KOUMANGOYE R B, SAKWE A M, GOODWIN J S, et al. Detachment of breast tumor cells induces rapid secretion of exosomes which subsequently mediate cellular adhesion and spreading[J]. PLoS ONE, 2011, 6（9）: e24234.

[98] IZQUIERDO-USEROS N, NARANJO-GÓMEZ M, ARCHER J, et al. Capture and transfer of HIV-1 particles by mature dendritic cells converges with the exosome-dissemination pathway[J]. Blood, 2009, 113（12）: 2732–2741.

[99] GORDON S. Phagocytosis: an immunobiologic process[J]. Immunity, 2016, 44（3）: 463–475.

[100] FENG D, ZHAO W L, YE Y Y, et al. Cellular internalization of exosomes occurs through phagocytosis[J]. Traffic, 2010, 11（5）: 675–687.

[101] LIM J P, GLEESON P A. Macropinocytosis: an endocytic pathway for internalising large gulps[J]. Immunol Cell Biol, 2011, 89（8）: 836–843.

[102] KERR M C, TEASDALE R D. Defining macropinocytosis[J]. Traffic, 2009, 10（4）: 364–371.

[103] KERR M C, LINDSAY M R, LUETTERFORST R, et al. Visualisation of macropinosome maturation by the recruitment of sorting nexins[J]. J Cell Sci, 2006, 119（19）: 3967–3980.

[104] HEWLETT L J, PRESCOTT A R, WATTS C. The coated pit and macropinocytic pathways serve distinct endosome populations[J]. J Cell Biol, 1994, 124（5）: 689–703.

[105] LO SICCO C, REVERBERI D, BALBI C, et al. Mesenchymal stem cell-derived extracellular vesicles as mediators of anti-inflammatory effects: endorsement of macrophage polarization[J]. Stem Cells Transl Med, 2017, 6（3）: 1018–1028.

[106] DOU R Z, LIU K S, YANG C G, et al. EMT-cancer cells-derived exosomal miR-27b-3p promotes circulating tumour cells-mediated metastasis by modulating vascular permeability in colorectal cancer[J]. Clin transl med, 2021, 11（12）: e595.

[107] SULLIVAN R, SAEZ F, GIROUARD J, et al. Role of exosomes in sperm maturation during the transit along the male reproductive tract[J]. Blood Cells Mol, 2005, 35: 1–10.

[108] VOJTECH L, WOO S, HUGHES S, et al. Exosomes in human semen carry a distinctive repertoire of small non-coding RNAs with potential regulatory functions[J]. Nucleic Acids Res, 2014, 42: 7290–7304.

[109] WELCH J L, KADDOUR H, SCHLIEVERT P M, et al. Semen exosomes promote transcriptional silencing of HIV-1 by disrupting NF-kB/Sp1/Tat circuitry[J]. J Virol, 2018, 92: e00731–18.

[110] DELORME-AXFORD E, DONKER R B, MOUILLET J F, et al. Human placental trophoblasts confer viral resistance to recipient cells[J]. Proc Natl Acad Sci USA, 2013, 110: 12048–12053.

[111] MENON R, DEBNATH C, LAI A, et al. Circulating exosomal miRNA profile during term and preterm birth pregnancies: a longitudinal study[J]. Endocrinology, 2019, 160: 249–275.

[112] MENON R, DIXON C L, SHELLER-MILLER S, et al. Quantitative proteomics by SWATH-MS of maternal plasma exosomes determine pathways associated with term and preterm birth[J]. Endocrinology, 2019, 160: 639–650.

[113] FOSTER B P, BALASSA T, BENEN T D, et al. Extracellular vesicles in blood, milk and body fluids of the female and male urogenital tract and with special regard to reproduction[J]. Crit Rev Clin Lab Sci, 2016, 53: 379–395.

[114] ADMYRE C, JOHANSSON S M, QAZI K R, et al. Exosomes with immune modulatory features are present in human breast milk[J]. J Immunol, 2007, 179: 1969–1978.

[115] ZHU X, BADAWI M, POMEROY S, et al. Comprehensive toxicity and

immunogenicity studies reveal minimal effects in mice following sustained dosing of extracellular vesicles derived from HEK293T cells[J]. J Extracell, 2017, 6: 1324730.

[116] MONTECALVO A, SHUFESKY W J, STOLZ D B, et al. Exosomes as a short-range mechanism to spread alloantigen between dendritic cells during T cell allorecognition[J]. J Immunol, 2008, 180（5）: 3081-3090.

[117] MONLEON I, MARTÍNEZ-LORENZO M J, MONTEAGUDO L, et al. Differential secretion of Fas ligand- or APO2 ligand/TNF-related apoptosis-inducing ligand-carrying microvesicles during activation-induced death of human T cells[J]. J Immunol, 2001, 167: 6736–6744.

[118] ANDREOLA G, RIVOLTINI L, CASTELLI C, et al. Induction of lymphocyte apoptosis by tumor cell secretion of FasL-bearing microvesicles[J]. J Exp Med, 2002, 195: 1303–1316.

[119] CLAYTON A, MITCHELL J P, COURT J, et al. Human tumor-derived exosomes down-modulate NKG2D expression[J]. J Immunol, 2008, 180: 7249–7258.

[120] SU S A, Xie Y, Fu Z R, et al. Emerging role of exosome-mediated intercellular communication in vascular remodeling[J]. Oncotarget, 2017, 8（15）: 25700–25712.

[121] ZHANG Y, HU Y W, ZHENG L, et al. Characteristics and roles of exosomes in cardiovascular disease[J]. DNA Cell Biol, 2017, 36: 202–211.

[122] SRIKANTHAN S, LI W, SILVERSTEIN R L, et al. Exosome poly-ubiquitin inhibits platelet activation, downregulates CD36 and inhibits pro-atherothombotic cellular functions[J]. J Thromb Haemost, 2014, 12: 1906–1917.

[123] TANG Y, YANG L J, LIU H, et al. Exosomal miR-27b-3p secreted by visceral adipocytes contributes to endothelial inflammation and atherogenesis. Cell Rep, 2023, 42（1）: 111948.

[124] XIAO J, PAN Y, LI X H, et al. Cardiac progenitor cell-derived

exosomes prevent cardiomyocytes apoptosis through exosomal miR-21 by targeting PDCD4[J]. Cell Death Dis, 2016, 7: e2277.

[125] FENG Y, HUANG W, WANI M, et al. Ischemic preconditioning potentiates the protective effect of stem cells through secretion of exosomes by targeting Mecp2 via miR-22[J]. PLOS ONE 9, 2014, 9（2）: e88685.

[126] MAYOURIAN J, CEHOLSKI D K, GORSKI P A, et al. Exosomal microRNA-21-5p mediates mesenchymal stem cell paracrine effects on human cardiac tissue contractility[J]. Circ Res, 2018, 122: 933–944.

[127] ZHAO Z, ZLOKOVIC B V. Remote control of BBB: a tale of exosomes and microRNA. Cell Res, 2017, 27（7）: 849-850.

[128] YANG J, ZHANG X F, CHEN X J, et al. Exosome mediated delivery of miR-124 promotes neurogenesis after ischemia[J]. Mol Ther Nucleic Acids, 2017, 7（1）: 278–287.

[129] AL-NEDAWI K, MIAN M F, HOSSAIN N, et al. Gut commensal microvesicles reproduce parent bacterial signals to host immune and enteric nervous systems[J]. FASEB J, 2015, 29（2）: 684–695.

[130] HERMAN S, FISHEL I, OFFEN D. Intranasal delivery of mesenchymal stem cells-derived extracellular vesicles for the treatment of neurological diseases[J]. Stem Cells, 2021, 39（12）: 1589–1600.

[131] MELO S A, SUGIMOTO H, O'CONNELL J T, et al. Cancer exosomes perform cell-independent microRNA biogenesis and promote tumorigenesis[J]. Cancer Cell, 2014, 26: 707–721.

[132] ABD-ELMAGEED Z, YANG Y J, THOMAS R, et al. Neoplastic reprogramming of patient-derived adipose stem cells by prostate cancer cell-associated exosomes[J]. Stem Cells, 2014, 32: 983–997.

[133] BOBRIE A, COLOMBO M, RAPOSO G, et al. Exosome secretion: molecular mechanisms and roles in immune responses[J]. Traffic, 2011, 12（12）: 1659–1668.

[134] ZHANG H, DENG T, LIU R, et al. Exosome-delivered EGFR regulates liver microenvironment to promote gastric cancer liver metastasis[J]. Nat Commun, 2017, 8: 15016.

[135] ZHANG L, ZHAN S Y, YAO J, et al. Microenvironment-induced PTEN loss by exosomal microRNA primes brain metastasis outgrowth[J]. Nature, 2015, 527: 100–104.

[136] ZHOU W, FONG M Y, MIN Y F, et al. Cancer-secreted miR-105 destroys vascular endothelial barriers to promote metastasis[J]. Cancer Cell, 2014, 25: 501–515.

[137] HU Y, YAN C, MU L, et al. Fibroblast-derived exosomes contribute to chemoresistance through priming cancer stem cells in colorectal cancer[J]. Plos One 10, 2015, 10（5）: e0125625.

[138] CHEN W X, LIU X M, LV M M, et al. Exosomes from drug-resistant breast cancer cells transmit chemoresistance by a horizontal transfer of microRNAs[J]. Plos One 9, 2014, 9（4）: e95240.

[139] YEUNG C L A, CO N N, TSURUGA T, et al. Exosomal transfer of stroma-derived miR21 confers paclitaxel resistance in ovarian cancer cells through targeting APAF1[J]. Nat Commun, 2016, 7: 11150.

[140] BINENBAUM E, FRIDMAN E, YAARI Z, et al. Transfer of miRNA in macrophage-derived exosomes induces drug resistance in pancreatic adenocarcinoma[J]. Cancer Res, 2018, 78: 5287–5299.

[141] CESSELLI D, PARISSE P, ALEKSOVA A, et al. Extracellular vesicles: how drug and pathology interfere with their biogenesis and function[J]. Front Physiol, 2018, 9: 1394.

[142] SONG M, WANG Y, SHANG Z F, et al. Bystander autophagy mediated by radiation-induced exosomal miR-7-5p in non-targeted human bronchial epithelial cells[J]. Sci Rep, 2016, 6: 30165.

[143] RAJAGOPAL C, HARIKUMAR K B. The origin and functions of

exosomes in cancer [J]. Front Oncol, 2018, 8: 66.

[144] 卢保华, 周雪莹, 刘颉, 等. 外泌体的功能及其在疾病诊疗中的应用前景 [J]. 实用医技杂志, 2022, 29（8）: 885-889.

[145] MELO S A, LUECKE L B, KAHLERT C, et al. Glypican-1 identifies cancer exosomes and detects early pancreatic cancer [J]. Nature, 2015, 523（7559）: 177–182.

[146] DEL-RE M, BIASCO E, CRUCITTA S, et al. The detection of androgen receptor splice variant 7 in plasma-derived exosomal RNA strongly predicts resistance to hormonal therapy in metastatic prostate cancer patients [J]. Eur Urol, 2018, 73（1）: e11–e12.

[147] MCKIERNAN J, DONOVAN M J, MARGOLIS E, et al. A prospective adaptive utility trial to validate performance of a novel urine exosome gene expression assay to predict high-grade prostate cancer in patients with prostate-specific antigen 2-10 ng/ml at initial biopsy [J]. Eur Urol, 2018, 74（6）: 731–738.

[148] NASSAR W, MERVAT E, DINA S, et al. Umbilical cord mesenchymal stem cells derived extracellular vesicles can safely ameliorate the progression of chronic kidney diseases [J]. Biomater Res, 2016, 20:21.

[149] SAYED N, LIU C, WU J C. Translation of human-induced pluripotent stem cells: from clinical trial in a dish to precision medicine [J]. J Am Coll Cardiol, 2016, 67（18）: 2161–2176.

[150] GAO L, WANG L, WEI Y H, et al. Exosomes secreted by hiPSC-derived cardiac cells improve recovery from myocardial infarction in swine [J]. Sci Transl Med, 2020, 12（561）: 1–11.

[151] 魏晓晶, 胡晓. 外泌体功能与临床应用研究进展 [J]. 中国医药导报, 2018, 15（34）: 45–48.

[152] SUN D, ZHUANG X Y, XIANG X Y, et al. A novel nanoparticle drug delivery system: the anti-inflammatory activity of curcumin is enhanced when encapsulated in exosomes [J]. Mol Ther, 2010, 18（9）: 1606–1614.

［153］YAN C, CHEN J, WANG C, et al. Milk exosomes-mediated miR-31-5p delivery accelerates diabetic wound healing through promoting angiogenesis［J］. Drug Deliv, 2022, 29（1）: 214–228.

［154］杨金鑫, 王海军, 赵永坤, 等. 外泌体的功能及其在临床应用中的研究进展［J］. 中国畜牧兽医, 2018, 45（12）: 3608–3613.

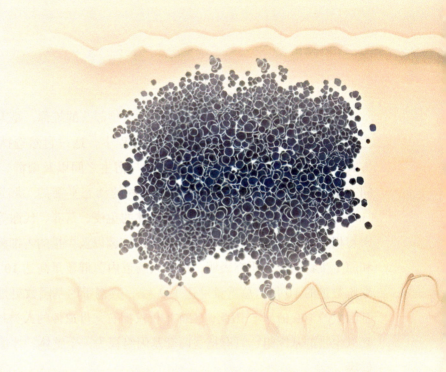

第二部分

肠道微生物——与你生死相随

2.1 肠道菌群——人体的第二器官

2.1.1 肠道菌群概述

肠道菌群是寄居于人体肠道内的微生物群落的统称，是人体重要的"微生物器官"。肠道菌群在漫长的进化过程中，通过自然选择和个体适应的方式，使得不同种类菌群之间、菌群与宿主之间以及菌群、宿主与环境之间，形成了一个既相互依存又相互制约的动态平衡的"肠道微生态系统"（intestinal microecosystem），其与人体的免疫、营养、代谢等诸多生理功能密切相关。肠道菌群主要由占比 99% 的细菌以及少量的古细菌、真菌、病毒和原生生物组成。研究表明，成年人肠道内菌群数量高达 10^{14}，约是人体体细胞数量的 10 倍，总重量可达 1~2 kg，其携带的基因数更是接近人体自身基因数的 100 倍[1]。因此，人体不仅仅拥有父母遗传的人类基因组，还有一套微生物群基因组，只有把这两套基因组视为一个整体，才能全面认识人体健康。

随着高通量测序技术的发展，研究人员基于宏基因组测序分析将肠道菌群分为厚壁菌门（Firmicutes）、拟杆菌门（Bacteroidetes）、变形菌门（Proteobacteria）、放线菌门（Actinobacteria）、疣微菌门（Verrucomicrobia）和梭杆菌门（Fusobacteria）等 10 大门类，其中拟杆菌门和厚壁菌门为主要的优势菌群，占整个肠道菌群系统发育多样性的 90% 以上（图 2-1）[2, 3]。

依据肠道菌群对宿主的利弊关系，其被分为共生菌、中性菌和致病菌三大类。共生菌，也称为有益菌，是指能与人体共同生存的细菌，约占肠道菌群总数的 20%。有益菌不仅能够抑制肠道病原菌的入侵和定植，改善肠道屏障功能，还能够提高机体免疫能力，调节糖脂代谢，改善Ⅱ型糖尿病、肥胖等多种慢性代谢疾病，被看作是人体健康的"晴雨表"。这类菌群主要包括双歧杆菌、乳酸杆菌、酪酸菌等，为专性厌氧菌。中性菌，是介于共生菌和致病菌之间的一类细菌，又称条件致病菌，约占肠道菌群总数的 70%。其在正常情况下不致病，一旦机体免疫功能下降、寄生部位发生改变或者不恰当的

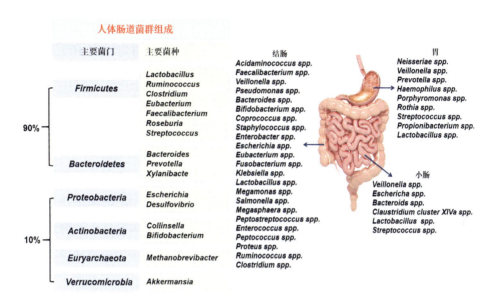

图 2-1　人体内肠道菌群的组成及其在消化道不同区段的分布[3]

抗菌药物治疗导致菌群失调等，就可能引发肠道炎症等诸多问题。常见的中性菌有大肠杆菌、链球菌、肠球菌等，多为兼性厌氧菌。致病菌，即普遍意义上的有害菌，约占肠道菌群总数的 10%，这类菌群能够直接导致肠道发生疾病。正常情况下，人体内的致病菌较少，并且存活时间较短，一般不会出现致病性。但当人体抵抗力低下、饮食不洁或吃了含有大量有害菌的食物时，即会导致肠道内菌群平衡遭到破坏，使宿主染病。这类菌群主要包括沙门氏菌、单核细胞增生李斯特菌、金黄色葡萄球菌、志贺氏菌等。

机体消化道不同位置区段的菌群分布有所不同。从胃到大肠，消化道内的环境由酸性逐渐升高至中性；进食过程中所吞咽的氧气也不断被排出和消耗，因此，结肠及其下游肠腔环境几乎为无氧状态；而抗菌活性物质如抗菌肽、胆汁酸和 IgA 等的浓度从小肠到结肠亦逐渐降低，加之食物消化状态、消化道各区段功能的差异，其菌群构成也不尽相同（图 2-1）。具体来说，由于胃酸的强酸性，胃内菌群数量极少。小肠则为过渡区，空肠以少量好氧菌为主，回肠则含有较多的革兰氏阴性厌氧菌。结肠内肠道菌群的数量和种类都有明显的增加，主要由双歧杆菌、类杆菌、梭菌等厌氧菌为主，浓度可达 10^{12} CFU/mL[3]。

2.1.2 肠道菌群的主要功能

食品营养学专家提出"人体健康从肠道开始"。肠道定植有 100 万亿细菌，自人类微生物组计划启动以来，研究人员已发现 1000 余种人体肠道共生菌，它们寄居在肠道的不同部位，通过特有的菌群结构、菌群活动和代谢产物等影响机体的新陈代谢，维持机体内环境稳态[4-6]。而这些肠道共生菌的种类与数量受到机体遗传背景和环境尤其是食物等因素的影响[7]。有研究发现，不同物种或同物种不同群体，甚至同一群体不同个体间，肠道微生物群落均存在着差异，但在同一个体中肠道微生物会保持一定的稳定性与一致性[8, 9]。可见，肠道微生物与机体相互作用以维持肠道菌群动态平衡并保证机体健康。正如诺贝尔奖获得者 Joshua Lederberg 教授指出的，人体与人体共生微生物构成了超级生物体[10]。

其实，早在公元 300—400 年的东晋时期，医学家葛洪在其所著的《肘后备急方》中记载了当时用粪清治疗食物中毒和严重腹泻的方法，即"绞粪汁，饮数合至一升，谓之黄龙汤，陈久者佳"。16 世纪，明代李时珍在《本草纲目》中也记载了使用粪水或发酵粪便治疗严重腹泻、发热、呕吐和便秘等疾病。以人粪为药的方子，在《本草纲目》中就有 20 多种记载。事实上，"粪便入药"是具有上千年历史的中医古方。在古代中医中，用动物粪便做药的记载更多，如望月砂（野兔屎）、五灵脂（鼯鼠屎）、白丁香（麻雀屎）、左盘龙（白鸽屎）等皆是中药材。1560 年，严嵩在 80 大寿上率百官共饮黄龙汤以解"挺巴鱼（河豚）之毒"的野史传记，听似笑谈却真实反映了粪汁在我国中医史上的地位。可见，粪便的药用价值自古便被广泛认可，只是古人并不知晓其中真正起作用的有效成分。

随着现代医学的不断发展，肠道菌群不再是"被忽略的人体器官"，而是与人类健康密切相关的组成原件。已有大量研究表明，肠道菌群直接参与机体代谢、营养吸收、生长发育、免疫调节等诸多生理过程，发挥着不可替代的作用。2013 年 12 月，"肠道微生物与人体健康的关系"被列入 *Science* 杂志评选的十大科学突破。

（1）肠道菌群参与人体的重要代谢过程

肠道菌群的代谢流程与宿主的代谢流程存在着交汇与互补，即交互式代谢（metabolic exchange）和共同代谢（co-metabolism），这种相互作用与人类许多疾病的发生、发展密切相关。研究表明，肠道微生物可通过不同的途径调控人体的糖类代谢、脂类代谢、胆汁酸代谢等多种代谢过程。在糖代谢方面，肠道微生物基因能够编码许多人体无法合成的碳水化合物活性酶，降解机体无法代谢的营养物质[11, 12]。譬如，肠道菌群能够通过糖酵解途径（EMP）、磷酸戊糖途径（HMP）或糖类厌氧分解途径（ED）降解淀粉、纤维素等多糖以及无法被机体吸收的寡糖，产生短链脂肪酸（short-chain fatty acids，SCFAs）等有益发酵产物，主要包括乙酸、丙酸和丁酸盐等，这些产物既是机体重要的能量来源，还作为信号分子参与调节机体的一系列生理活动[13, 14]。且不同类型的肠道微生物对碳水化合物的降解能力也有较大差距。例如，拟杆菌门的菌属平均编码 137.1 个可针对糖苷键的碳水化合物活性酶（CAZymes）基因，约是厚壁菌门的 3 倍。因此，与厚壁菌门相比，拟杆菌门的肠道细菌具有更强的碳水化合物代谢能力[13, 14]。胆汁酸是胆汁的主要功能成分，其被释放到肠道中后，能够将膳食脂肪乳化成更小的脂肪颗粒，有助于脂肪酶将甘油三酯分解成为脂肪酸。研究发现乳酸杆菌、梭状芽孢杆菌等微生物可通过提供胆盐水解酶、胆汁酸诱导酶等生物活性酶，影响机体胆汁酸稳态，调节宿主脂质代谢[15]。肠道菌群还可参与胆碱代谢，在维护机体心血管健康方面发挥重要作用。食物中的胆碱首先经过肠道细菌（如梭菌属、变形杆菌属、志贺氏菌属、气杆菌属等）发酵生成三甲胺（trimethylamine，TMA），再经肝脏的黄素单氧化酶（flavin-containing monooxygenase，FMO）代谢成氧化三甲胺（trimethylamine oxide，TMAO）进入血液。过量的 TMAO 可造成泡沫细胞和胆固醇逆向转运，导致动脉粥样硬化病变，引发心血管疾病[16]。

肠道菌群在调节蛋白质代谢、维持宿主氨基酸代谢稳态方面也发挥着至关重要的作用。拟杆菌属、丙酸杆菌属等肠道微生物通过分泌细菌蛋白酶将蛋白质水解成多肽和氨基酸，游离的氨基酸进一步在梭菌属、双歧杆菌和拟杆菌等肠道细菌作用下发生脱氨或者脱羧反应并继续发酵产生短链脂肪酸、有机酸、吲哚等代谢产物，进而调节宿主健康[17]。色氨酸（L-tryptophan，Trp）是人体必需氨基酸，参与机体多种生理功能。研究人员发现拟杆菌科和肠杆菌科细菌能够分解色氨酸产生吲哚，进而增强机体肠道屏障功能，在宿主防御中发挥重要作用[18]。此外，肠道菌群代谢色氨酸产生的色胺可激活结肠上皮细胞表面的 GPCR/5- 羟色胺受体，调节胃肠蠕动功能[19]。

（2）肠道菌群为人体提供营养

益生菌是一类对宿主有益的肠道微生物。双歧杆菌、乳酸杆菌等肠道益生菌能够通过合成短链脂肪酸、维生素、氨基酸等机体生长发育所必需的营养物质维护机体健康。短链脂肪酸是一组由 1~6 个碳原子组成的饱和脂肪酸，又称挥发性脂肪酸。肠道中 90%~95% 的短链脂肪酸为乙酸、丙酸和丁酸，其主要由肠道微生物发酵结肠和盲肠中不可消化的碳水化合物（特别是膳食纤维和抗性淀粉）而产生。乙酸在肠道细菌产生的短链脂肪酸中占比最高，占总量的一半以上。乙酸可转变为乙酰辅酶 A（acetyl coenzyme A，CoA）进入三羧酸循环，参与人体的能量代谢，并作为肌肉、脑、心脏、肾脏等组织器官的能量来源与调节因子；丙酸主要由拟杆菌门和厚壁菌门细菌产生，是肝脏细胞的能量来源，同时也可通过作用于羟甲基戊二酸单酰辅酶 A 还原酶（β-hydroxy-β-methylglutaryl-CoA，HMG-CoA）来抑制肝脏中胆固醇的合成；丁酸是肠上皮细胞的主要能量来源，可以保护肠道黏膜屏障，调控肠道细胞的正常增殖与分化[20]。

肠道菌群亦能够合成维生素 B1、维生素 B2、维生素 C、维生素 K、维生素 B12、生物素和叶酸等多种人体所必需的维生素。叶酸是一种 B 族维生素，由 6- 羟甲基 -7，8- 二氢喋呤焦磷酸（DHPPP）和对氨基苯甲酸（pABA）缩合合成。短双歧杆菌、长双歧杆菌和青春双歧杆菌以及一些乳酸杆菌，比如植物乳杆菌，是人体肠道中叶酸的主要产生菌[21, 22]。双歧杆菌基因组研究表明，它们具有可编码 DHPPP、pABA 和分支酸（pABA 的前体物质）的基因[22]。枯草芽孢杆菌和大肠杆菌可利用鸟苷三磷酸（GTP）和 D- 核酮糖 -5- 磷酸为前体合成核黄素（维生素 B2）[23]。而丙酸杆菌、肠沙门氏菌、无害李斯特氏菌和罗伊氏乳杆菌可以合成钴胺素（维生素 B12）[23-25]。除 B 族维生素外，肠道微生物在合成维生素 K 方面也起着非常重要的作用。据估计，人体每日所需维生素 K 的一半是由肠道细菌产生的。一些专性厌氧菌如拟杆菌属、真细菌属、丙酸菌属是参与合成维生素 K 的主要肠道细菌[26]。此外，链球菌属和普雷沃氏菌属等细菌可以在人体肠道内合成色氨酸、脯氨酸等氨基酸[26, 27]。

（3）肠道菌群调节机体免疫功能

肠道不仅是人体消化吸收的重要场所，也是最大的免疫器官，在维持机体正常的免疫防御功能中发挥极其重要的作用，而肠道微生物对胃肠道正常功能的建立和维持起着至关重要的作用[4]。肠道内众多有益菌通过黏附、定植于肠道黏膜后形成"微生物屏障"（microbial barrier），其通过占位、竞争、分泌有机酸等机制，阻止病原菌对肠道的黏附与入侵，是机体抵抗外源微生物定植的重要防线。研究发现，乳杆菌可通过表面蛋白黏附于宿主肠道上皮细胞表面，竞争性抑制肠道病原微生物的入侵与定植[28]。双歧杆菌与肠道上皮细胞特异性结合后可合成细胞外糖苷酶，其可降解肠道黏蛋白低聚糖和乳酸系列Ⅰ型糖鞘脂，从而抑制病原菌在肠壁的定植[29]。肠道有益菌还可通过产生有机酸，降低肠道 pH 值，抑制病原菌生长，并通过促进肠道蠕动，及时排出有害物质，从而维护肠道菌群的生态平衡。

此外，肠道共生菌作为免疫原，通过刺激宿主肠上皮细胞模式识别受体（Toll 样受体、NOD 样受体）的表达，识别细菌的高度保守结构——病原相关分子模式（如脂多糖、肽聚糖、磷壁酸等成分），从而促进宿主固有免疫和免疫耐受的建立[30-32]。肠道菌群还驱动宿主黏膜免疫系统的发育和成熟，并维持该系统的稳态。肠道菌群和免疫系统之间存在着"交互对话"，且二者之间的互作具有年龄依赖性，主要体现在，新生儿的免疫系统并不完善，而尚未发育健全的免疫系统有助于微生物在胃肠道的定植；肠道菌群则可通过其细胞壁成分（脂多糖、磷壁酸等），刺激宿主 T 细胞、B 细胞、NK 细胞等免疫细胞的活化，从而有助于维持免疫环境的稳定[33]。因此，婴儿期定植于肠黏膜的肠道微生物在宿主免疫系统发育和成熟过程中发挥着"工具性"的作用，且二者的发育是同步进行的[33]。亦有研究表明，脆弱拟杆菌等肠道细菌能够将细菌脂多糖（lipopolysaccharide，LPS）信号传递至宿主的肠道树突状细胞中，促进 Treg 细胞的分化，进而激发肠道黏膜免疫应答[34]；嗜酸乳杆菌和嗜热链球菌能够促进肠道紧密连接蛋白的表达，增强黏膜屏障功能[35]；婴儿双歧杆菌等有益菌的定植能够促进机体免疫耐受的建立[36]；双歧杆菌、鼠李糖乳杆菌和乳酸杆菌可有效提高巨噬细胞的吞噬能力，增强非特异性免疫功能等[37]。

2.2 肠道菌群，千人千面

每个人的肠道菌群都是独一无二的，如同我们的指纹一样。虽然人体肠道菌群的主要组成类群非常相似，但不同个体之间或同一个体不同阶段的菌群种类和相对含量都存在较大差异。宿主的年龄、饮食结构、生活方式、药物、疾病状态等诸多因素都深深影响着"个性化"肠道菌群的形成。

2.2.1 年龄与"个性化"肠道菌群

肠道菌群随宿主年龄增长所发生的改变通常表现出一个持续性变化的过程，这种现象也称为肠道菌群演替（succession of intestinal flora）。母体中胎儿的消化道是没有细菌的，外部微生物可通过分娩、哺乳和与人接触等过程进入新生儿肠道，其中分娩方式和喂养方式是影响宿主早期初始化肠道菌群结构的主要因素。研究发现顺产婴儿最先接触到的是母体阴道的菌群，故其形成的初始化肠道菌群结构与母体的阴道微生态相似，主要为乳酸杆菌和高丰度的双歧杆菌；而剖宫产婴儿首先接触到的是母体的皮肤菌群，故其形成的初始化肠道菌群结构与母体的皮肤微生态相似，以葡萄球菌为主[38]。

母乳喂养的婴儿体内双歧杆菌丰度较高，但其肠道菌群的构成相对简单，以肠杆菌科、韦荣球菌科和拟杆菌科为主要优势菌群；人造代乳食品喂养的婴儿体内双歧杆菌丰度较低，但其肠道菌群种类较多，主要以肠杆菌科和链球菌科为优势菌群[39]。当添加辅食和断乳后，婴儿的肠道菌群种类会随着膳食种类的逐渐增加而变得多样且复杂。1岁左右婴儿肠道菌群的多样性已开始逐步向成人肠道菌群转化，2.5至3岁时，幼儿体内的肠道菌群与成人的菌群构成已基本趋于一致，且逐渐趋于稳定。青少年比成年人体内有更多的双歧杆菌与梭状芽孢杆菌，但其肠道微生物群会在成年期变得更加稳定。健康成年人的肠道中厚壁菌门与拟杆菌门为优势菌种，占整个肠道菌群的80%~90%。肠道菌群的变化终期是在老年阶段。在老年期，机体肠道中菌群的多样性将减少、丰富度降低，并且优势菌种发生改变，有益菌数量明显减少。多项研究表明，与年轻人（28—46岁）相比，老年群体（＞65岁）粪便中拟杆菌、乳酸杆菌等抗炎细菌数量明显下降，梭状芽孢杆菌、真菌属等促炎细菌数量则有所增加[40-42]（图2-2）。

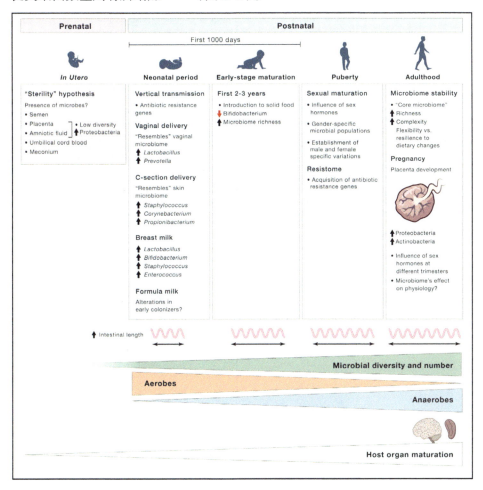

图 2-2　婴儿期到成年期人体肠道微生物的变化[42]

2.2.2 饮食结构与"个性化"肠道菌群

　　饮食结构是影响机体肠道微生物组的最关键因素之一。不同膳食模式、膳食组分和功能因子均可显著影响肠道菌群的组成、结构和功能。因饮食结构和饮食习惯的不同，不同人群所摄入的食物成分的组成与含量大不相同，如此塑造"个性化"的肠道菌群（图2-3）[43]。因此，饮食也是最易于干预的因素。饮食干预的本质就是通过改变饮食来影响肠道微生物的组成，使其从与疾病相关的状态转变成一种更健康更稳定的状态。

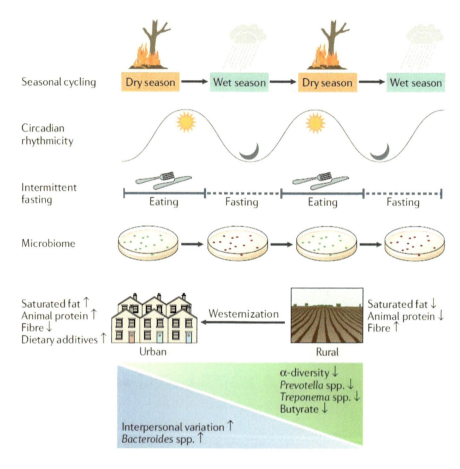

图 2-3　肠道微生物组对饮食的动态响应[43]

（1）不同膳食模式对肠道菌群的差异化影响

常见的膳食模式有地中海饮食、西方饮食、生酮饮食等。地中海饮食（Mediterranean diet）是泛指希腊、西班牙、法国和意大利南部等处于地中海沿岸的南欧各国以蔬菜水果、鱼类、五谷杂粮、豆类和橄榄油等植物性食物为主体并有机结合的饮食风格。该膳食模式富含单不饱和脂肪酸、多不饱和脂肪酸、多酚、膳食纤维等功能因子，是一种公认的健康的饮食方式。地中海型膳食模式对肠道菌群具有明显的积极作用。一项针对 612 名 65 岁以上老年受试者的研究发现，坚持 1 年地中海饮食模式可显著增加肠道菌群多样性，改变肠道中与健康相关的特定微生物群，提高肠道中短链／支链脂肪酸水平，并降低次级胆汁酸、对甲酚、乙醇和二氧化碳产量，且坚持地中海饮食所富集的微生物与一些降低衰弱和改善认知功能的标志物呈正相关，与炎症标志物包括 c- 反应蛋白和白细胞介素 -17 呈负相关[44]。越来越多研究证据表明，坚持地中海饮食可改善肠道菌群结构、增强抗氧化活性、减少炎症的发生、降低心血管疾病等多种疾病的发病率，对人类健康产生积极影响。

西方饮食（Western diet）是指以高精加工碳水化合物、高饱和脂肪酸、高动物蛋白和低膳食纤维为特征的饮食模式，被认为是一种高脂肪摄入的不健康饮食方式。研究人员为了评估饮食和环境对肠道菌群的影响，对比分析了非洲欠发达国家布基纳法索的城市和农村儿童的肠道菌群组成，发现不同地理区域及不同种族农村儿童的肠道菌群中，均存在较多可发酵蔬菜纤维和多糖的细菌，这主要是由于当地饮食是以谷物、豆类及蔬菜为主的传统非洲饮食[45]。但当在该传统饮食中逐渐引入动物性食物后，肠道中代谢纤维和多糖的细菌便被更适于代谢动物蛋白、脂肪和高糖食物的细菌所取代，导致其菌群趋于西方化[45]。膳食纤维是肠道有益菌的重要能量来源，西方饮食模式因缺乏膳食纤维，容易导致肠道中短链脂肪酸产量下降，双歧杆菌等有益菌丰度降低，变形杆菌、大肠杆菌等促炎细菌过度生长，最终导致机体肠道通透性增加，肠道屏障功能受损[46]。此外，多项研究表明，西方饮食模式会导致肠道微生态紊乱，降低肠道菌群多样性，并增加氧化三甲胺（TMAO）等有害的微生物代谢产物的水平，引发系统炎症，诱发动脉粥样硬化、非酒精性脂肪肝等慢性疾病的发生。

生酮饮食（ketogenic diet）是一种高脂肪、极低碳水化合物、适量蛋白质和其他营养素的饮食模式。脂肪是生酮饮食的主要能量来源，约占总热量的70%~80%。这种饮食结构的目的是通过改变身体的能量来源，迫使身体燃烧脂肪，产生酮体，进入生酮状态。生酮饮食最早是用来治疗患有癫痫症的儿童。近年来，生酮饮食在治疗神经系统疾病、代谢性疾病等方面也颇受关注。近期的多项研究揭示，生酮饮食可通过调节肠道菌群结构缓解上述疾病的发展过程。比如，遵循生酮饮食方式能够通过增加肠道中乳酸杆菌、嗜粘蛋白阿克曼菌以及副拟杆菌等有益菌的丰度，缓解癫痫患者的症状，并改善神经血管功能，降低阿尔茨海默病的发生风险[47]。此外，生酮饮食能够上调罗氏菌属、瘤胃球菌属和真杆菌属的丰度，下调脱硫弧菌属和苏黎世杆菌属等促炎微生物的丰度，并增加肠道中短链脂肪酸含量，进而改善肥胖、Ⅱ型糖尿病等代谢性疾病[48]。

（2）不同膳食成分对肠道菌群的差异化影响

人体的肠道菌群组成和结构与长期膳食结构中碳水化合物、脂肪和蛋白质等营养成分的比例息息相关。即使是短期的极端饮食变化也足以改变肠道微生物组。当人工饲养小鼠的饮食从"低脂肪、富含植物多糖型"转变为"高脂肪、高糖型"后，仅一天时间，小鼠的微生物群落结构和代谢途径就发生了改变。

在诸多营养素中，碳水化合物对肠道菌群的影响是最复杂的，不同类型和数量的碳水化合物对机体微生物的影响具有高度异质性。已有证据表明，通过控制碳水化合物的特定类型，能够达到选择或消灭特定细菌种类的目的。比如，长期食用复合碳水化合物可促进普雷沃氏菌属生长；而双歧杆菌则偏爱降解小麦等谷物中的阿拉伯木聚糖。作为经典益生元，低聚糖、膳食纤维等不可消化碳水化合物可直抵结肠，作为肠道益生菌的发酵底物可选择性促进其增殖，并产生大量短链脂肪酸，从而改善肠道微环境。例如，富含全谷物和麦麸中难消化碳水化合物的饮食结构与益生菌双歧杆菌属和乳酸杆菌属的增加呈正相关；低聚木糖、菊粉、低聚果糖等低聚糖的摄入均能够提高肠道中双歧杆菌的数量；而低聚半乳糖作为婴幼儿奶粉中的常用益生元，能够增加肠道中青春双歧杆菌、链状双歧杆菌和普拉氏梭杆菌的数量。

膳食脂肪会显著影响肠道微生物群的组成和功能，进而影响宿主的新陈代谢。具体来说，高动物脂肪和低膳食纤维饮食可诱导小鼠肠道中拟杆菌门减少，厚壁菌门和变形菌门增加；且小鼠体内脂肪百分比的增加与乳球菌属和异杆菌属呈正相关，而与"下一代益生菌"阿克曼菌呈负相关。值得注意的是，由于脂肪在啮齿类动物和人类中所引起的代谢紊乱和微生物组变化有所差异，因此，要将这些研究成果转化到人类中仍具有一定的局限性，还需通过大量人体试验验证其同质性与差异性。

蛋白质也会影响肠道微生物群的组成，但其对不同个体间的微生物组成和数量的影响存在很大差异。其中，用于反映肠道菌群丰富度的 α - 多样性可作为预测健康受试者在短期内食用不同来源蛋白质后其微生物组变化程度的指标。研究发现，长期摄入富含动物蛋白的饮食与拟杆菌肠型有关；而短期执行富含蛋白质的动物基饮食（早餐鸡蛋和培根，午餐熟猪肉和牛肉，晚餐腌肉和四种奶酪，辅以猪皮、奶酪和香肠作为零食）即可显著增加另枝杆菌属、嗜胆菌属、拟杆菌属等胆汁酸耐受微生物的丰度，并降低罗氏菌属、直肠真杆菌、布氏瘤胃球菌等糖酵解微生物的水平[49]。以糖化豌豆蛋白为主的植物蛋白饮食则可显著提高人体共生菌乳杆菌和双歧杆菌的水平，并增加短链脂肪酸的产量[50]。

此外，多酚、omega-3 等许多功能性膳食因子以及饮食中添加的益生菌亦会影响肠道菌群的多样性与组成结构。益生菌能够通过定植于宿主肠道，代谢产生短链脂肪酸等有益物质，改善肠道屏障完整性、调节宿主免疫功能，维护宿主肠道微生态的稳定与平衡。益生元则是一类能够被宿主微生物选择性利用并具有健康效益的底物，能够促进双歧杆菌、乳酸杆菌等益生菌的生长，并抑制大肠杆菌、肠球菌等致病菌生长，改善肠道微生态环境。因此，益生菌和益生元被广泛认为是改善宿主健康的微生物群管理工具。

（3）不同摄食时间对肠道菌群的差异化影响

在小鼠和人类中，饮食摄入与宿主生物钟的节律性共同影响着肠道菌群组成与功能的昼夜节律性。总的来说，摄食时间的改变，如昼夜喂养模式和间歇性禁食等，可以灵活地改变肠道微生物群的节律性。例如，对小鼠采取间歇性禁食模式可改变肠道微生物群的组成，增加醋酸盐和乳酸代谢物的水平，这些改变将直接促进脂肪组织褐变，并逆转高脂饮食诱导的肥胖[43]。此外，在多发性硬化症小鼠和人体患者模型中，间歇性禁食还通过改变肠道微生物组展现出对多发性硬化症的保护作用。值得注意的是，虽然饮食干预对肠道微生物组有着不小的影响，但在相当一部分人中，由肥胖引起的肠道微生物组变化在成功节食后仍然存在，即该减脂过程是可逆的；其可能造成的直接结果就是停止节食后使体重反弹更快、代谢紊乱更严重[43]。事实上，研究人员在饮食反复转变的模型中，也观察到了过去饮食史的持续性影响。例如，长期维持低纤维饮食的小鼠在经过几代后就完全丧失了微生物多样性，而这种多样性即使在恢复富含高纤维的饮食后也难以恢复。因此，在设计针对肠道微生物群的治疗性或干预性饮食时，也应当考虑早期饮食所导致的某些特定微生物持续存在或缺失可能引起的持续性影响[43]。

2.2.3 药物与"个性化"肠道菌群

有研究人员通过分离培养 40 种人体内常见的肠道菌株，探索了包括抗菌药、抗病毒药、兽药等在内的 1100 种药物对肠道微生物的影响。结果显示，其中 78% 的抗菌药物和 27% 的非抗生素类药物均会影响至少一种肠道细菌的生长，这从一定程度上证实了药物会扰乱肠道菌群的理论[51]。抗生素类药物是影响肠道微生物的最常见药物。抗生素的使用虽然有助于清除体内细菌感染病灶，但同时也会在一定程度上扰乱肠道菌群，降低宿主对抗生素耐药微生物的抵抗力。现已明确，在短期使用抗生素后会降低肠道菌群的多样性和丰富度，而停用抗生素后，多样性虽会逐渐恢复，但肠道菌群的绝对总量仍低于治疗前水平。尤其在生命早期，抗生素的使用会对肠道菌群产生持久的健康危害。研究发现在出生到三岁这一期间使用过抗生素的儿童，其肠道菌群的数量明显较少，其微生物结构不再均衡且稳定性持续下降，同时，研究人员还在他们的肠道微生物中检测到了抗生素耐药基因[52]。

此外，某些非抗生素类药物也可对肠道菌群结构产生显著影响。二甲双胍会使肠道内大肠杆菌增加；阿卡波糖作为降糖药，可显著提高患者肠道中双歧杆菌和乳酸杆菌丰度，并抑制梭菌和拟杆菌的增殖；逍遥散可增加拟杆菌、乳酸杆菌、变形杆菌的丰度，降低脱硫弧菌、雷氏菌的丰度；葛根芩连汤可促进肠道内柔嫩梭菌的增生，并通过肠道菌群与宿主的相互影响，发挥其降低血糖及糖化血红蛋白的效用。据此，药物对肠道菌群的影响是巨大的，有学者甚至指出，药物对人体肠道微生物组的影响比疾病、饮食和吸烟的总和更大。因此，从药物和肠道菌群相互作用的角度，即从"肠道菌群对药物的代谢"和"药物对肠道菌群的作用"两方面阐明肠道菌群介导药物有效性和安全性的作用及机制，对新药研发及临床合理用药以维持肠道菌群平衡具有重要意义。

2.2.4 运动与"个性化"肠道菌群

运动能够改善肠道微生态环境。研究发现规律适度的运动能够增加肠道菌群多样性，提高肠道内短链脂肪酸含量，改善黏膜免疫功能并增强肠道屏障功能，从而塑造更加健康稳定的肠道环境，降低肥胖等代谢疾病的发病率。多项动物实验均表明，运动小鼠肠道内艾克曼菌、瘤胃菌科和毛螺菌科的丰度均显著高于不运动小鼠，而普雷沃氏菌科的丰度显著低于不运动小鼠；并且，运动小鼠体内可调节肠黏膜细胞增殖和分化且具有抗炎作用的丁酸的含量显著上调。那么，运动对人体肠道菌群的影响又如何呢？研究人员招募了32名日常习惯久坐不动的志愿者，在保持饮食习惯不变的前提下，组织开展了为期六周的规律的有氧运动。结果显示，在规律运动后，这些受试者粪便中短链脂肪酸尤其是丁酸的浓度明显升高，而当恢复到久坐的生活方式后，其短链脂肪酸水平再次下降[53]。与此类似，17名经常久坐不动的肥胖女性在不改变原来的饮食和生活方式，但坚持开展每周3次、为期6周的自行车耐力运动后，其肠道内有害菌数量减少，而可改善人体代谢状态的阿克曼菌丰度增加，该发现再次证实即使不改变饮食习惯，仅通过短期的运动即有助于改善肠道菌群结构[54]。八段锦、五禽戏、太极拳等都是深受我国老年人喜爱的传统体育项目。研究人员亦发现老年人定期进行体育锻炼后其体内的双歧杆菌和乳酸杆菌含量都会明显增高，在强身健体的同时还有助于维护老年人肠道健康[55]。

2.2.5 其他因素与"个性化"肠道菌群

性别、手术创伤、抑郁等因素也可影响宿主肠道微生物的组成和结构。首先，男性和女性的肠道菌群组成存在着显著差异。研究表明，年轻女性的肠道菌群生物多样性高于年轻男性，这可能与男女性激素分泌水平和时间存在差异有关。其次，当机体因外科手术等原因受到创伤时，其肠道菌群结构也会发生改变。结直肠癌患者术后均会发生不同程度的肠道菌群失调，主要表现为双歧杆菌、乳酸杆菌等有益菌较术前减少以及大肠杆菌、葡萄球菌等致病菌较术前增加。此外，宿主本身的生活方式、健康状态、心理压力、精神状态等亦在塑造"个性化"肠道菌群方面发挥着重要的作用。总之，每个人都拥有自己独特的肠道菌群，就如同我们的指纹一样是独一无二的。这些肠道菌群对我们的健康产生了广泛又深远的影响。

2.3 人与肠道菌群休戚与共的一生

肠道菌群与人体是密不可分的互惠共生关系。从严格意义上讲，人不是独立的生命，而是与微生物共生的复合生命体。现代医学之父希波克拉底最早在公元前 3 世纪就提出"所有的疾病都始于肠道"的观点。事实上，我国早在晋朝、唐代就有"黄龙汤"的记载，李时珍《本草纲目》也描述"近城市人以空罂塞口，纳粪中，积年得汁，甚黑而苦，名为黄龙汤，疗温病垂死者皆瘥。"可见，肠道菌群是人体内环境中不可缺少的组成部分，其中大多数细菌在漫长的与人体协同进化的过程中形成了共生关系，人体相当多的功能是依靠肠道微生物来完成的。大量现代医学研究表明，机体健康与肠道微生物群的组成、结构和数量息息相关，肠道微生物不仅与肠道疾病相关，还与代谢性疾病、心血管疾病、癌症的发生、发展与治疗，甚至是精神类疾病等密切相关。

2.3.1 肠道微生物与肠道疾病

目前，抗生素滥用已成为引起肠道菌群失调的重要原因。滥用抗生素导致的肠道微生物失调会增加肠道疾病的发生概率。一个较为经典的例子就是因手术入院治疗的病人在服用广谱抗生素后易患感染性腹泻，其主要原因就是肠道微生物失调引起的伪膜性结肠炎[10]。随着对肠道微生物功能的不断挖掘，肠道菌群失调与肠道疾病之间的关联机制逐渐得到阐释。多项研究表明，肠道微生态紊乱是导致炎症性肠病（inflammatory bowel disease，IBD）和肠易激综合征（irritable bowel syndrome，IBS）的重要原因之一。肠道微生态失衡可影响菌群的代谢功能，导致毒素分泌增加，刺激免疫系统，加剧炎症反应，继而加重肠病（图 2-4）[56]。

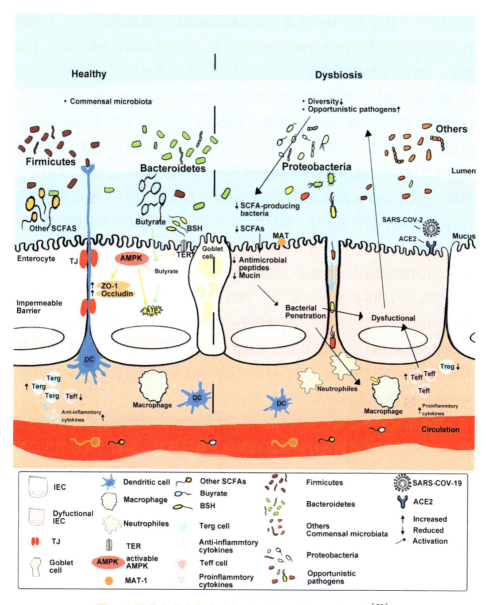

图 2-4 肠道疾病中影响微生态失调和肠道炎症的因素 [56]

炎症性肠病是一组以肠道炎症为特征的疾病，主要包括溃疡性结肠炎（ulcerative colitis，UC）和克罗恩病（Crohn's disease，CD），多由遗传因素、肠黏膜免疫功能异常、肠屏障受损等因素所致。IBD 患者的肠道微生态失衡表现出严重的优势菌群与劣势菌群失衡，主要体现在菌群数量和多样性的降低[57]。目前关于 IBD 患者肠道菌群结构的研究数据报道不一，其共同特点是具有抗炎潜力的优势菌（如双歧杆菌、乳酸杆菌和柔嫩梭菌等）丰度减少，致病菌（如葡萄球菌、梭状芽孢杆菌等）丰度增加[58]。Haberman 等[59]对 359 名健康和患有 IBD 的儿童进行回肠组织活检和菌群分析后发现，UC 和 CD 患者的变形杆菌与抗菌性双氧化酶（DUOX2）的水平均异常增加，CD 患者的厚壁菌门与脂蛋白 APOA1 基因表达明显下调；而 DUOX2 表达增加和 APOA1 表达减少能够促进氧化应激和 Th1 细胞分化，造成严重的黏膜损伤；此外，基于这两种基因表达量和菌群丰度所建立的回归模型能够准确预测该群体的病情恢复程度。肠易激综合征是一种肠道功能紊乱型疾病，常伴随着慢性腹泻和腹痛。有研究表明，IBS 患者肠道内变形菌门的丰度显著升高，其中副流感嗜血杆菌是主要微生物之一[10]。此外，一种新型的胃瘤球菌属细菌也与 IBS 的发病相关[60]。肠道微生物的失衡可导致肠道免疫功能紊乱，使 IBS 患者结肠黏膜上的慢性炎症细胞数量上升，T 细胞被大量激活，炎症因子加速表达[61]。LEE 等发现 IBS 患者直肠黏膜中 IL-1β 的表达水平和肠嗜铬细胞的数量明显上升，这说明肠道微生物失调所引起的慢性炎症在 IBS 的发病过程中发挥着重要作用[62]。

这些研究为肠道菌群参与 IBD 和 IBS 的发病过程提供了更为清晰的证据，也为靶向肠道菌群治疗肠道疾病提供了新的思路。目前，肠道微生态疗法已经成为治疗肠道疾病的一种新型治疗途径，它主要是通过给予益生菌或菌群移植等措施，增加有益菌数量或替换失衡菌群，改善肠道微生态环境，从而减轻炎症反应并缓解肠道疾病。

2.3.2 肠道微生物与代谢性疾病

过去二十年的相关研究结果表明，肠道微生物群可能有助于人类宿主的代谢健康，并在异常情况下，参与各种常见代谢疾病的发病机制，包括肥胖、Ⅱ型糖尿病、心脏代谢疾病和营养不良等慢性代谢性疾病的发生与发展。2004 年，美国华盛顿大学 Gordon 教授主持的系列研究首次表明：肠道菌群作为一种"内化了的环境因子"，可以直接调控机体脂肪代谢，该发现开启了肠道菌群与肥胖、糖尿病等代谢性疾病的研究热潮[63]。他们采用相同的高脂饮食喂食无菌小鼠和普通小鼠后，发现肠道菌群是引发动物肥胖的必需条件，无菌小鼠即使吃高脂饲料也不会产生肥胖[63]。2014年，他们又做了一个非常有名而有趣的实验：将胖瘦不一的双胞胎的肠道菌群移植给无菌小鼠后，给其喂食低脂高纤这种公认的健康饮食，结果显示，接受胖丫头的胖菌的小鼠比移植了瘦菌的小鼠要胖得多。这表明不同人体即使是双胞胎的肠道菌群也是不一样的，并且肥胖人群的肠道菌群能引起肥胖的发生[64]。

　　研究人员通过分析肥胖者的肠道菌群后发现，与健康者相比，肥胖者肠道菌群的多样性和丰富度显著降低，并且肠道菌群结构与功能也发生了明显改变。主要表现为肥胖者肠道中拟杆菌属、阿克曼氏菌属、产丁酸梭菌等微生物的丰富度明显下降，调控碳水化合物转运功能的通路也显著增强[65]。此外，来自耶鲁大学的研究团队揭示了作为肠道菌群代谢产物之一的醋酸盐是引发肥胖的关键所在[66]。该研究以小鼠为模型，还原了肠道菌群失衡引起的啮齿动物肥胖的全过程，即宿主摄入的食物被肠道微生物发酵后产生的醋酸盐，被肠道细胞吸收，随血液循环穿过血-脑屏障，进入大脑后激活副交感神经系统。而被醋酸盐激活的副交感神经会促使胃分泌饥饿激素，同时刺激胰腺分泌胰岛素，使机体产生饥饿感并加快细胞储能，从而加速肥胖的发生与发展（图2-5）[67]。

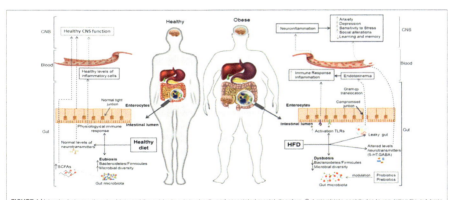

图 2-5 肠道菌群与肠–脑轴互作在肥胖中的作用[67]

　　糖尿病已成为全球面临的一项重大公共卫生问题，糖尿病的全球患病率从 1990 年的 3.2% 大幅增加至 2021 年的 6.1%，且随着全球老龄化的加剧，糖尿病发病率急剧上升。其中，占糖尿病总数 90% 以上的 II 型糖尿病是一种由遗传和环境因素共同引起的复杂内分泌疾病。目前，糖尿病的发病机制尚未完全阐明，人类自身遗传密码的破译也并没有帮助人们找到彻底克服糖尿病的方法。有研究表明，II 型糖尿病可能与肠道菌群失衡存在相关性，但一直缺乏全面、系统的研究成果来支持这一论断。值得一提的是，2012 年，我国华大基因研究院和深圳第二医院等单位共同主导完成了"肠道微生物与 II 型糖尿病的宏基因组关联分析"项目，研究成果于当年 10 月份发表在 *Nature* 杂志[68]。该研究深入解读了我国人群中 II 型糖尿病患者与非 II 型糖尿病患者在肠道微生物组成上的差异，发现 II 型糖尿病患者均具有中等程度的肠道微生态紊乱现象，且糖尿病患者肠道中的罗斯氏菌属、柔嫩梭菌属等产丁酸细菌的丰度显著低于正常人群，这提示了肠道内产丁酸盐细菌与 II 型糖尿病之间的密切关联。丁酸盐是一种可被肠道细胞使用的能量分子，有助于减弱结肠炎症反应。当肠道内缺失产丁酸盐细菌时，肠道中的丁酸盐含量将降低，从而加剧肠道内的炎症反应，导致胰岛素抵抗进而罹患 II 型糖尿病。研究者还发现在 II 型糖尿病患者的结肠内存在条件致病菌增多以及微生物基因组中耐氧化压力基因增多的现象，这些也都有助于增加肠道内的炎症反应[68]。该研究的意义不仅在于从物种、功能及生态群落上详尽展示了肠道微生物与 II 型糖尿病的关联特征，而且还令人信服地指出肠道微生物可以更好地被用来对 II 型糖尿病等疾病进行风险评估及监控。此外，大量研究还发现，肠道菌群代谢产物，尤其是短链脂肪酸与糖尿病的发病密切相关。短链脂肪酸中的乙酸盐和丁酸盐可激活肠细胞表面的 G 蛋白偶联受体，促进胰高血糖素样肽 1（GLP-1）和多肽 YY（PYY）等肠道激素的分泌，并通过血-脑屏障等体液途径和神经途径调控下丘脑，进而调节血脂能量代谢，降低外周血糖含量[69, 70]。

　　肠道菌群是桥接环境和宿主健康的关键媒介，在调节机体代谢中扮演着重要角色。因此，为了维持肠道菌群的稳定与平衡，生活中应谨慎使用抗生素，避免过于疲劳和暴饮暴食等不良生活习惯，以免扰乱肠道微生物群。同时可通过补充双歧杆菌、乳酸杆菌等有益菌，提高膳食纤维的摄入量，建立以有益菌为主导的健康的肠道微生态系统。当前，利用肠道微生物对宿主代谢的影响来控制体重、调节代谢健康，已成为饮食干预减轻体重的一项重要策略，也是目前应用最多的领域之一。

2.3.3 肠道微生物与肠 – 脑轴

大脑能够通过维持胃肠道稳态来调节肠道功能，肠道反过来也影响着人类的情绪、动机以及更高级的认知功能，这种复杂的相互作用称为肠 – 脑轴。这种双向传导的信号系统包括中枢神经系统（central nervous system，CNS）、自主神经系统、肠神经系统（enteric nervous system，ENS）和下丘脑 – 垂体 – 肾上腺（hypothalamic pituitary gonadal axis，HPA）轴[71]。然而，目前关于肠 – 脑之间的复杂通信机制尚不明晰。2000 年，加拿大一个名叫沃克顿的城镇发生了一场洪水，导致该镇饮用水水源被大肠杆菌和空肠弯曲杆菌污染，约 2300 人发生了极为严重的肠胃感染，很多人也因此患上了慢性肠易激综合征（IBS）。麦克马斯特大学胃肠病学家斯蒂芬·柯林斯对这些居民开展了持续 8 年的随访研究后，发现这些 IBS 患者患抑郁症和焦虑症的风险更高[72]，这激励着研究人员纷纷开始探讨：精神疾病如抑郁症等是否是由肠道微生物失衡所导致？与中枢神经系统相距甚远的肠道微生物又是如何影响大脑的？

大量研究表明，肠道菌群作为"第二大脑"，与阿尔茨海默病、抑郁症、精神分裂症等神经疾病有着千丝万缕的联系。肠道微生物群能调节肠神经系统的结构和功能，直接或间接与肠 – 脑轴形成双向联系，如此构成了肠道微生物群 – 肠 – 脑（brain–gut–microbiome，BGM）轴[73, 74]。目前，肠道微生物群、肠道和大脑之间双向交流的具体机制虽不完全清楚，但其主要与神经、免疫、内分泌途径相关[75]。肠道微生物可通过神经内分泌和代谢途径直接作用于中枢神经系统，并对胃肠道细胞或肠神经系统产生影响。而大脑的稳态和对下游的调控效应对肠道微生物较为敏感，当肠道微生物减少或消失时，大脑中的代谢过程发生改变，从而导致认知和行为功能障碍；在肠道微生物保持稳态期间，肠道微生物的组成不断变化，微生物产生的代谢物被释放到肠腔中，并对新陈代谢、免疫系统功能和行为等产生影响[71, 76-78]。研究发现，细菌细胞壁的主要成分肽聚糖已被认可是调控大脑活动的重要肠道信号，其在细菌生长、繁殖和死亡时被释放，并能够影响神经元的活动和可塑性[79, 80]。

目前，与肠道微生物相关的研究大多集中在无菌动物模型、病原体感染、益生菌干预或抗生素处理的动物研究[81]。针对无菌动物的研究表明，肠道内细菌的定植在肠神经系统和中枢神经系统的发育和成熟中起着重要作用，而肠道微生物定植受损会影响肠神经系统和中枢神经系统中神经递质的表达和转化[71]。肠道微生物还具有调节应激反应、焦虑样行为和 HPA 轴活性的能力，而应激反应和 HPA 轴活性对调节大脑和肠道的功能也具有重要作用。可见，肠道微生物能够通过脑肠轴来影响大脑和肠道系统的功能。有研究报道，经过抗生素治疗后，肝性脑病患者的意识得到了改善[71]，这为未来中枢神经系统疾病的治疗提供了新的思路和方向。

此外，肠道微生物群产生的代谢物亦可发挥类似神经递质的作用以影响脑肠轴的功能。其中短链脂肪酸，如醋酸盐，丙酸盐和丁酸盐等，参与了宿主的多重生理过程，包括胃肠道功能调节[82]、血压调节[83]、昼夜节律调节[84]和神经免疫系统调节[85]。有报道称，在大脑的生理和行为发生改变的各种疾病，如神经性厌食症[86]和帕金森病[87]中，出现了粪便短链脂肪酸水平明显降低的情况，在动物模型中也发现，胃肠道短链脂肪酸水平降低与阿尔茨海默病的发生有关[88]。除 SCFA 外，许多微生物还能够合成神经系统中所需的重要神经递质。乳酸杆菌属和双歧杆菌属能够合成乙酰胆碱（acetylcholine，Ach）和 γ - 氨 基 丁 酸（gamma-aminobutyricacid，GABA），而链球菌属、肠球菌属和大肠杆菌属可以合成 5- 羟色胺、多巴胺和去甲肾上腺素等一些神经递质[78, 89]。这些证据提示，肠道微生物自身能够合成并分泌神经递质或神经递质类似物，而这些产物对于宿主神经系统的功能可能具有较大的影响，它们也可通过作用于肠神经系统来影响神经系统的功能。

总之，近年来的研究发现，肠道菌群在分子水平上操纵着大脑的神经化学，其可通过传递去甲肾上腺素、5- 羟色胺、γ - 氨基丁酸等神经递质，直接或间接影响人类压力、认知和焦虑等社会行为。例如，科研人员发现重度抑郁症患者粪便样本中的拟杆菌门、变形菌门和放线菌门等肠道微生物丰度显著增加，而厚壁菌门丰度则显著降低，且这些变化与抑郁症患者病情严重程度呈正相关。此外，通过将抑郁症患者粪便中的肠道菌群移植到小鼠体内，发现其能够通过糖皮质激素信号使小鼠产生一定程度的抑郁和焦虑行为[90]。另有研究发现，阿尔茨海默病患者常伴有肠道菌群紊乱的症状，而将患有阿尔茨海默病小鼠的粪便移植于无菌小鼠肠道内后，小鼠的学习和记忆功能明显降低，同时脑组织出现较多斑块沉积，但在接受益生菌治疗后这些症状得到改善[91]。最近，美国华盛顿大学圣路易斯医学院的研究人员在小鼠身上发现，肠道细菌可通过产生短链脂肪酸等代谢物影响整个机体免疫细胞的行为，包括大脑中的免疫细胞，这些免疫细胞可损害脑组织并加剧阿尔茨海默病等疾病中的神经退化。这些研究发现为重塑肠道微生物组作为预防或治疗神经变性的一种策略提供了可能[92]。

2.3.4 肠道微生物与肠 – 肝轴

肠 – 肝轴（gut–liver axis）这一概念最早是由马歇尔于 1998 年首次提出。肠 – 肝轴也称肠肝循环，是指肠道及其微生物群和肝脏之间的双向关系，两者在代谢、免疫和内分泌过程中广泛联系，相互协调，相互影响[93]。在动物体中，肠道和肝脏起源于同一胚层，两者经胆管、门静脉和体循环进行双向交流，肝脏血供的 70% 来自门静脉，而门静脉与肠系膜静脉相通，这些静脉血管中携有消化道及微生物的代谢产物，因此，肝脏是肠源性代谢物的第一个接受者，肝脏的免疫、糖脂代谢等生理功能均会受到肠道微生物的影响[94, 95]。与此同时，肝脏将胆汁的主要成分胆汁酸（bile acid）运送至肠道，胆汁酸可促进肠道对膳食脂肪、类固醇、药物和亲脂性维生素的消化和吸收；胆汁酸则在肠道菌群的作用下，经水解、7α – 脱羟基反应转变为次级胆汁酸，最终在回肠末端被重新吸收，运送回肝脏[96-98]。因此，胆汁酸的生理变化及其所介导的信号通路影响着肠道屏障功能、肠道菌群数量及组成。越来越多的证据表明肠 – 肝轴作为肠道微生物与肝脏健康之间的双向通信系统，对于维持肝脏代谢稳态和预防肝脏疾病具有重要意义[93-98]。

肠 – 肝轴的核心内容是肠道屏障功能，而肠道菌群作为肠道屏障的重要组成部分，对于维持肠 – 肝轴的稳态至关重要，其可调控胆汁酸代谢、肠道屏障和短链脂肪酸的可利用性等，进而影响酒精、糖、脂质代谢等重要生理过程[98-100]。在正常生理状态下，肠道定植约 1000 种不同的细菌，他们与机体互利共生，共同维持着人体肠内稳态，协调机体消化、代谢、免疫反应等功能[101]。同时，肠道菌群具有代谢多种化合物的能力，如短链脂肪酸、胆汁酸等，这些代谢物在调节远端器官方面发挥着主要作用[100]。但当肠道菌群紊乱、肠道屏障功能受损时，将导致肠道有害细菌移位，大量内毒素通过门静脉进入肝脏；同时，肝脏内的巨噬细胞（Kupffer 细胞）等被这些内毒素激活，加速释放一系列促炎细胞因子，进而引发系统性炎症反应，加重肠黏膜损伤并加重肝损伤及修复，出现恶性循环[102, 103]。研究表明，肠道微生物群失衡与多种肝脏疾病，如非酒精性脂肪肝病（NAFLD）、酒精性肝病（ALD）和肝硬化等有着密切的关联，而肝脏损伤与肠道微生态失调的严重程度密切相关[93, 100, 104, 105]。

非酒精性脂肪肝病（NAFLD）是全球最常见的慢性肝病，是一种与代谢功能障碍相关的肝脏疾病，其特征是肝脏脂质积聚、脂肪毒性、胰岛素抵抗、炎症反应和肠道菌群失调[105]。其中，肠道菌群失调被认为是 NAFLD、肥胖和糖尿病等最常见的疾病危险因素，其可能诱导有害细菌产物的分泌，破坏肠道屏障功能，引发内毒素血症，进而诱发全身性炎症和肝脏炎症[106, 107]。如菌群代谢物三甲胺、次级胆汁酸、短链脂肪酸和乙醇，可通过薄弱的肠道屏障进入肠肝循环，从而加快肝脏疾病的进展[108]。但肠道菌群分解色氨酸后产生的吲哚类代谢物对肠道屏障功能、肝脏糖脂代谢和炎症反应等有着深远影响[105]。吲哚及其衍生物在肠道中可激活核受体如芳香烃受体（aryl hydrocarbon receptor，AhR）和孕烷 X 受体（pregnane X receptor，PXR）以提高肠道免疫屏障，刺激抗菌蛋白和黏蛋白的生成，加强紧密连接蛋白功能，从而促进肠上皮屏障稳定，如此缓解 NAFLD 的发生和发展[109]。此外，肝硬化的发生、发展也与肠道菌群失调紧密相关，其参与肝硬化发展的机制主要包括肠道屏障功能被破坏、内毒素增多、肠壁通透性增加、宿主代谢紊乱等[100]。当肠道菌群稳定性遭到破坏后，肠通透性增加，肠道屏障被破坏，肠道中潜在病原体发生定植及入侵，细菌及其产物随后易位至门静脉循环，通过 toll 样受体激活炎症，促进氧化应激，最终导致肝硬化的发展[100]。

值得一提的是，胆汁酸作为肠道微生物与肝脏重要的连接因子及肠 – 肝轴中的主要代谢产物之一，在维持肠 – 肝轴稳态中起到关键性作用[110]。胆汁酸能够塑造肠道微生物群落，反过来，肠道微生物则可改变胆汁酸的产生与储存[110]。胆汁酸通过与 FXR 受体结合，诱导产生抗菌肽（AMPs），如血管生成素 1 和 RNase 家族成员 4 等，这些抗菌肽可直接参与抑制肠道微生物的过度生长和肠道屏障功能障碍[111]。因此，关注胆汁酸（胆盐）在机体肠 – 肝轴循环中的代谢变化以及肠道微生物对胆汁酸组分的影响，在预防和治疗疾病及维持机体健康方面有着重要的意义[110]。

随着"肠 – 肝轴"相关理论逐渐被认可，肠道与肝脏之间复杂的相互作用已成为肝脏疾病发病机制和治疗策略研究的探索热点。目前，借助益生菌和益生元、粪菌移植以及菌群靶向药物等治疗肝脏疾病已成为该领域一个新的研究方向[107, 112]。益生菌和益生元可通过调节肠道菌群平衡，改善肠道屏障功能，降低内毒素血症，对肝脏疾病具有潜在的治疗作用。粪菌移植则是通过将健康供体的肠道菌群移植到患者体内，有望恢复肠道菌群平衡，改善肝脏疾病。未来的研究仍需进一步阐明肠道微生物群与肝脏疾病之间的密切关联，为开发基于肠道菌群平衡的肝病防治新策略奠定理论基础。

2.3.5 肠道微生物与肠 – 肺轴

近年来，随着肠道菌群相关研究的不断深入，越来越多证据提示肠 – 肺轴的存在，并揭示了肠道微生物群与肺之间的免疫学关系[113-116]。有研究表明，保护肠道黏膜的完整性对于减少特发性肺炎综合征是有效的[115]。此外，肠道微生物群失调会加重过敏性肺炎，而喂食高纤维食物后，小鼠体内的短链脂肪酸循环水平增加，一定程度上抑制了树突细胞对 T 细胞的激活作用，如此缓解过敏性肺炎的症状[117]。相反地，虽然肺内微生物总数较少，但肺中微生物群也可通过血流影响肠道微生物，例如急性肺损伤会破坏肺部微生物群，诱导细菌短暂易位至血液并导致盲肠细菌的负荷急剧增加[118]。由此可见，肠道微生物群可以与肺相互作用，对哮喘、急性和慢性呼吸道感染甚至早期肺的发育产生影响[119-121]。

自 2019 年末至今，波及全球的 Ⅱ 型严重急性呼吸综合征冠状病毒（SARS-CoV-2）引起的新型冠状肺炎 2019（COVID-19）大流行给各国经济和民生造成了极大的伤害和损失。新近研究显示，高达 20% 的 COVID-19 患者相继出现了腹泻、呕吐等胃肠道症状，而在 50% COVID-19 病人的粪便样本中均检测到 SARS-CoV-2[122]。此外，患有 COVID-19 的病人其粪便微生物群展现出生物多样性的下降，生产短链脂肪酸细菌的丰度也显著下降，而肠杆菌和肠球菌等机会致病菌的丰度和数量上升[123]。由于儿童的肠道菌群结构发育尚不完善，因此更易受到环境的影响。初步数据显示，9 名 COVID-19 患儿（7—139 个月）的肠道微生物群发生明显改变，主要以假单胞菌属为主导，且这种变化在出院后仍能持续数周[124]。另外，研究人员在 12 名 0—24 月龄无症状的感染 SARS-CoV-2 幼儿的粪便样本中观察到两歧双歧杆菌和嗜黏阿克曼菌的缺失，而这两种细菌与预防炎症有关[124]。

此外，SARS-CoV-2 感染与肠道微生物群的糖类、脂质和氨基酸代谢改变有关[124]。有研究报道，与 47 名健康人相比，56 名新冠肺炎患者的粪便蔗糖水平升高，粪便葡萄糖水平降低，而蔗糖和葡萄糖水平的异常可能与蔗糖酶 – 异麦芽糖酶活性受损有关[125]。这些变化可能与新冠肺炎常见的肠道症状（如腹泻、呕吐、肠胃气胀和腹痛）有关。胀气通常是由细菌在肠道中发酵未吸收的碳水化合物引起的。蔗糖水平的增加与放线菌和 Streptococcus parasanguinis 水平的增加有关，这意味着 SARS-CoV-2 感染引起的生态失调可能会破坏肠道发酵并导致胃肠道症状。多项研究还表明，COVID-19 患者粪便样本中的短链脂肪酸生物合成受损[124]。短链脂肪酸可激活免疫细胞的抗炎反应，抑制炎症信号通路，维持肠道屏障的完整性，防止肠道内毒素和细菌转位进入体循环，从而缓解局部和全身炎症反应。鉴于短链脂肪酸在调节宿主免疫反应中的重要性，COVID-19 患者中短链脂肪酸合成不足可能与新冠肺炎的发病机制和严重程度有关[124]。然而，短链脂肪酸缺失是否是新冠感染的原因或后果尚待阐明。Harry Sokol 等人通过观察 SARS-CoV-2 感染对灵长类动物微生物群的影响，发现肠道中总胆汁酸含量随疾病严重程度而增加，初级 / 次级胆汁酸的比率也明显较高，这说明，SARS-CoV-2 感染对肠道菌群的破坏随疾病的严重程度而加剧，随着菌群失调程度的增加，回肠的内在功能进一步改变，导致肠内转运增加，阻止胆汁酸的完全重吸收，从而增加其在结肠中的浓度[124, 126]。同时，重症新冠肺炎患者的肠道菌群功能有限，因此胆汁酸集中在其粪便中。一些基于新冠患者血浆代谢物的研究表明，与健康人相比，COVID-19 患者的色氨酸代谢受到干扰，与色氨酸新陈代谢有关的犬尿氨酸途径也被激活[124, 127]。色氨酸代谢可通过调控调节性 T 细胞与 TH17 细胞的比率和 B 细胞的活性影响自身免疫、病毒感染和肠道健康。在人类和动物研究中，进入大脑的犬尿氨酸途径代谢物的增加可能引发疲劳、记忆力差和抑郁等症状，这些都是长新冠的常见症状。这提示：色氨酸代谢也可能是肠道微生物群参与新冠肺炎的机制之一。迄今为止，大多数临床研究表明 SARS-CoV-2 感染与肠道菌群改变之间存在关联（图 2-6），但肠道菌群的改变是 SARS-CoV-2 感染的原因还是结果尚待澄清[124]。

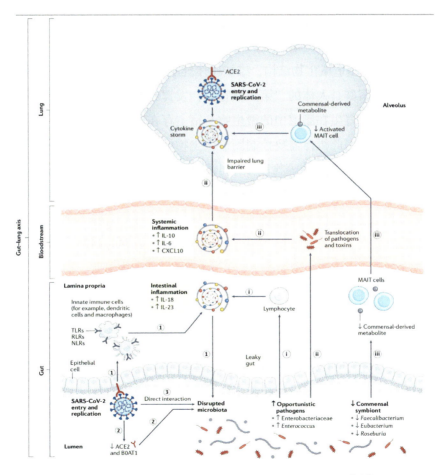

图 2-6 肠道菌群在 COVID-19 感染中发挥的潜在作用[124]

2.4 健康宿主法则：机体能够自主塑造健康肠道菌群

肠道微生态平衡对于维持机体健康至关重要。那么，机体是如何调控和塑造健康的肠道菌群的呢？大量生态学研究表明，许多生物体在进化的过程中似乎已经获得自然选择有利于自身生存的微生物的能力。例如，费氏弧菌之所以能够成为寄生在短尾鱿鱼中的唯一微生物是因为：费氏弧菌在产生具有毒性的氧化物酶抵抗其他细菌寄生的同时，还能够通过发光为宿主提供伪装以躲避捕食者。人类中同样存在类似的现象：妊娠期女性雌激素水平升高，促进阴道上皮细胞中糖原的沉积，这有助于有益菌乳酸杆菌属的优势生长，此时，乳酸杆菌通过产生乳酸和抗菌化合物（如细菌素）来增强阴道抵御病原体感染的屏障[128]。在哺乳期间，母体通过提供人乳寡糖促进婴儿肠道厌氧菌的生长，为其提供健康益处。上述案例说明，宿主可以通过增强某一菌属的优势地位来塑造微生物结构，维护机体健康。

虽然肠道菌群是人体的"第二器官"，发挥着代谢、营养、保护等不可替代的作用，但寄生在肠道中的微生物与宿主存在着竞争关系，两者竞争食物中的营养素，因此机体需要控制肠道微生物的数量。宿主可通过肠蠕动及分泌胃酸、抗菌肽和抗体等物质限制小肠中菌群的数量，减少其争夺单糖、氨基酸和脂肪酸等营养物质[129]。任何损害这些调控机制的疾病都会使人面临肠道细菌过度生长的风险，可能导致机体体重下降与营养不良[130]。另一方面，潘氏细胞（Paneth cells）也参与小肠对肠道菌群的调控。潘氏细胞通过分泌防御素、溶菌酶、磷脂酶 A2 和 Reg3 凝集素等抗菌肽，抑制紧邻黏膜的肠道微生物过度繁殖[131]。当肠道细菌过度生长时，会导致潘氏细胞内质网应激，使潘氏细胞结构受损，从而增加克罗恩病的患病率[132]。这些研究结果表明，宿主具有调控肠道中，尤其是小肠中微生物数量的内载机制，以此防止微生物过度增长。

相比之下，宿主对结肠的控制不再局限于限制菌群数量。结肠中的微生物密度由回肠中的 $10^4 \sim 10^7$/mL 急剧上升到 $10^{11} \sim 10^{12}$/mL，且多数为厌氧菌。寄生于结肠中的厌氧菌在无氧条件下能够将复杂的碳水化合物分解成短链脂肪酸等发酵产物，对机体健康产生益处[129]。但在氧气存在的情况下，兼性厌氧菌会将发酵产物分解成二氧化碳，干扰宿主的营养状况[129]。因此，宿主可通过维持结肠上皮细胞的缺氧状态，使多种严格厌氧菌成为健康宿主大肠中的主要菌群，而严格厌氧菌的发酵产物短链脂肪酸等可作为宿主营养来源、抑制肠道炎症[129]。有研究报道，宿主可通过控制肠腔内电子受体（如氧和硝酸盐）的可用性来塑造肠道菌群组成。譬如在大肠中，宿主通过维持肠上皮细胞的生理性缺氧来限制肠腔氧浓度，从而筛选专性厌氧菌；当宿主对菌群的控制力正常时，尽管不同饮食（如哺乳 vs 成人饮食）塑造的菌群组成有很大差异，但这些菌群都处于稳态；然而，不良饮食、抗生素和肠道疾病等因素会削弱宿主对菌群的控制力，使肠腔氧含量增加，驱动菌群失调和有害代谢物生成[133]。

此外，结肠中的短链脂肪酸可促进调节性 T 细胞的成熟和增殖，并激活肠上皮细胞丁酸盐传感器 PPAR-γ 的表达，调节性 T 细胞和上皮 PPAR-γ 信号通路进一步协同驱动结肠的能量代谢，使得结肠细胞通过 β-氧化驱动消耗氧气，如此维持肠腔的缺氧状态[134]。研究人员在小鼠模型中发现，感染肠杆菌科中的枸橼酸杆菌可导致小鼠结肠隐窝增生，驱动无氧糖酵解，增加肠腔氧含量，反过来促进枸橼酸杆菌的繁殖。据此，溃疡性结肠炎患者肠杆菌科的异常扩增可能是肠道缺氧环境被破坏的结果，而随之而来的菌群失调又会进一步加剧肠道炎症[135]。可见，肠道内环境破坏，肠腔氧分压增加，肠上皮细胞能量改变，会加重肠道稳态失衡，而重建肠道上皮细胞缺氧环境，可能是粪菌移植之外治疗肠道紊乱的替代疗法[129]。因此，通过对控制菌群生长的宿主参数（如肠腔氧浓度）进行量化，可帮助定义菌群的稳态和失调，而恢复宿主对菌群的控制可作为改善菌群失调的新策略。

此外，新近的越来越多研究发现，宿主细胞分泌的外泌体 miRNA 亦可影响宿主的肠道微生物组成，其在调节肠道菌群稳态、维护肠道健康中发挥着重要作用。研究人员借助基因敲除技术，将小鼠小肠上皮细胞中与 miRNA 合成相关的 Dicer1 基因敲除后，发现小鼠表现出肠道菌群生长失控的表型；而将野生型小鼠的粪便 miRNA 移植到敲除小鼠体内后肠道恢复微生态平衡，这一发现证实：宿主具备通过分泌肠道外泌体 miRNA 调控肠道微生物生长的能力[136]。然而，宿主外泌体 miRNA 作为肠道微生物的新型调控因子，是如何调控肠道菌群的呢？后续第四部分对该内容进行了详细阐述。

参考文献

［1］QIN J, LI R Q, RAES J, et al. A human gut microbial gene catalogue established by metagenomic sequencing［J］. Nature, 2010, 464（7285）: 59–65.

［2］ECKBURG P B, BIK E M, BERNSTEIN C N, et al. Diversity of the human intestinal microbial flora［J］. Science, 2005, 308（5728）: 1635–1638.

［3］MADHOGARIA B, BHOWMIK P, KUNDU A. Correlation between human gut microbiome and diseases［J］. Infectious medicine, 2022, 1（3）: 180–191.

［4］ROOKS M G, GARRETT W S. Gut microbiota, metabolites and host immunity［J］. Nat Rev Immunol, 2016, 16（6）: 341–352.

［5］Human Microbiome Project Consortium. Structure, function and diversity of the healthy human microbiome［J］. Nature, 2012, 486（7402）: 207–214.

［6］YANO J M, YU K, DONALDSON G P, et al. Indigenous bacteria from the gut microbiota regulate host serotonin biosynthesis［J］. Cell, 2015, 161（2）: 264–276.

［7］SPOR A, KOREN O, LEY R. Unravelling the effects of the environment and host genotype on the gut microbiome［J］. Nat Rev Microbiol, 2011, 9（4）: 279–290.

［8］RAWLS J F, MAHOWALD M A, LEY R E, et al. Reciprocal gut microbiota transplants from zebrafish and mice to germ-free recipients reveal host habitat selection［J］. Cell, 2006, 127（2）: 423–433.

［9］WEI S, MORRISON M, YU Z. Bacterial census of poultry intestinal microbiome［J］. Poult Sci, 2013, 92（3）: 671–683.

［10］翟齐啸, 田丰伟, 王刚, 等. 肠道微生物与人体健康的研究进展［J］. 食品科学, 2013, 34（15）: 337–341.

［11］KOROPATKIN N M, CAMERON E A, MARTENS E C. How glycan metabolism shapes the human gut microbiota［J］. Nat Rev Microbiol, 2012, 10（5）: 323–335.

［12］PASTELL H, WESTERMANN P, MEYER A S, et al. In vitro fermentation of arabinoxylan-derived carbohydrates by bifidobacteria and mixed fecal microbiota［J］. J Agric Food Chem, 2009, 57（18）: 8598–8606.

［13］PING Q, ZHENG M, DAI X H, et al. Metagenomic characterization of the enhanced performance of anaerobic fermentation of waste activated sludge with CaO2 addition at ambient temperature: Fatty acid biosynthesis metabolic pathway and CAZymes［J］. Water Res, 2020, 170: 115309.

［14］ZHANG T, YANG Y, LIANG Y, et al. Beneficial effect of intestinal fermentation of natural polysaccharides［J］. Nutrients, 2018, 10（8）: 1055.

［15］YU Y, RAKA F, ADELI K. The role of the gut microbiota in lipid and lipoprotein metabolism［J］. J Clin Med, 2019, 8（12）: 2227.

［16］KOETH R A, Wang Z E, Levison B S, et al. Intestinal microbiota metabolism of L-carnitine, a nutrient in red meat, promotes atherosclerosis［J］. Nat Med, 2013, 19（5）: 576–585.

［17］AGUS A, PLANCHAIS J, SOKOL H. Gut microbiota regulation of tryptophan metabolism in health and disease［J］. Cell Host Microbe, 2018, 23（6）: 716–724.

［18］BANSAL T, ALANIZ R C, WOOD T K, et al. The bacterial signal indole increases epithelial-cell tight-junction resistance and attenuates indicators of inflammation［J］. Proc Natl Acad Sci U S A, 2010, 107（1）: 228–233.

［19］BHATTARAI Y, WILLIAMS B B, BATTAGLIOLI E J, et al. Gut microbiota-produced tryptamine activates an epithelial G-protein-coupled receptor to increase colonic secretion[J]. Cell Host Microbe, 2018, 23（6）: 775–785. e5.

[20] 杨艳青, 李灿委, 杨自忠, 等. 肠道菌群代谢物——短链脂肪酸的研究进展 [J]. 实用医学杂志, 2022, 38（14）: 1834–1837.

[21] LAIÑO J E, LEBLANC J G, DE GIORI G S. Production of natural folates by lactic acid bacteria starter cultures isolated from artisanal Argentinean yogurts[J]. Can J Microbiol, 2012, 58（5）: 581–588.

[22] VENTURA M, TURRONI F, ZOMER A, et al. The Bifidobacterium dentium Bd1 genome sequence reflects its genetic adaptation to the human oral cavity[J]. PLoS Genet, 2009, 5（12）: e1000785.

[23] MAGNÚSDÓTTIR S, RAVCHEEV D, DE CRÉCY-LAGARD V, et al. Systematic genome assessment of B-vitamin biosynthesis suggests co-operation among gut microbes[J]. Front Genet, 2015, 6: 148.

[24] WAN Z, ZHENG J H, ZHU Z G, et al. Intermediate role of gut microbiota in vitamin B nutrition and its influences on human health[J]. Front Nutr, 2022, 9: 1031502.

[25] YOSHII K, HOSOMI K, SAWANE K, et al. Metabolism of dietary and microbial vitamin B family in the regulation of host immunity[J]. Front Nutr, 2019, 6: 48.

[26] 石塔拉, 高蔚娜, 郭长江. 膳食成分与肠道菌群相互作用 [J]. 营养学报, 2016, 38（06）: 530–536.

[27] MAYNERIS-PERXACHS J, CASTELLS-NOBAU A, ARNORIAGA-RODRÍGUEZ M, et al. Microbiota alterations in proline metabolism impact depression[J]. Cell Metab, 2022, 34（5）: 681–701.

[28] MAKKI K, DEEHAN E C, WALTER J, et al. The impact of dietary fiber on gut microbiota in host health and disease[J]. Cell Host Microbe, 2018, 23（6）: 705–715.

[29] 邢肖伟, 陶金华, 江曙, 等. 肠道菌群影响黏膜屏障结构与功能的研究进展 [J]. 中国微生态学杂志, 2018, 30（6）: 6.

[30] TYLER H L, HARON M H, PUGH N D, et al. Bacterial components are

the major contributors to the macrophage stimulating activity exhibited by extracts of common edible mushrooms[J]. Food Funct. 2016, 7（10）: 4213–4221.

[31] MU C, YANG Y, ZHU W. Crosstalk between the immune receptors and gut microbiota[J]. Curr Protein Pept Sci, 2015, 16（7）: 622–31.

[32] O'HARA A M, SHANAHAN F. The gut flora as a forgotten organ[J]. EMBO Rep, 2006, 7（7）: 688–693.

[33] CLAVEL T, GOMES-NETO J C, LAGKOUVARDOS I, et al. Deciphering interactions between the gut microbiota and the immune system via microbial cultivation and minimal microbiomes[J]. Immunol Rev, 2017, 279（1）: 8–22.

[34] CHU H, KHOSRAVI A, KUSUMAWARDHANI I P, et al. Gene-microbiota interactions contribute to the pathogenesis of inflammatory bowel disease[J]. Science, 2016, 352（6289）: 1116–1120.

[35] SCALDAFERRI F, PIZZOFERRATO M, GERARDI V, et al. The gut barrier: new acquisitions and therapeutic approaches[J]. J Clin Gastroenterol, 2012, 46 Suppl: S12–S17.

[36] SUDO N, SAWAMURA S, TANAKA K, et al. The requirement of intestinal bacterial flora for the development of an IgE production system fully susceptible to oral tolerance induction[J]. J Immunol, 1997, 159（4）: 1739–1745.

[37] 付爱坤, 胡胜兰, 杜威, 等. 益生菌对巨噬细胞的免疫调节作用 [J]. 动物营养学报, 2013, 25（12）: 2833–2837.

[38] DOMINGUEZ-BELLO M G, COSTELLO E K, CONTRERAS M, et al. Delivery mode shapes the acquisition and structure of the initial microbiota across multiple body habitats in newborns[J]. Proc Natl Acad Sci U S A, 2010, 107（26）: 11971–11975.

[39] STEWART C J, AJAMI N J, O'BRIEN J L, et al. Temporal development of the gut microbiome in early childhood from the TEDDY study[J]. Nature, 2018, 562（7728）: 583–588.

[40] PELASEYED T, BERGSTRÖM J H, GUSTAFSSON J K, et al. The

mucus and mucins of the goblet cells and enterocytes provide the first defense line of the gastrointestinal tract and interact with the immune system[J]. Immunol Rev, 2014, 260（1）: 8–20.

[41] CONE R A. Barrier properties of mucus[J]. Adv Drug Deliv Rev, 2009, 61（2）: 75–85.

[42] KUNDU P, BLACHER E, ELINAV E, et al. Our gut microbiome: the evolving inner self[J]. Cell, 2017, 171（7）: 1481–1493.

[43] KOLODZIEJCZYK A A, ZHENG D, ELINAV E. Diet-microbiota interactions and personalized nutrition[J]. Nat Rev Microbiol, 2019, 17（12）: 742–753.

[44] GHOSH T S, RAMPELLI S, JEFFERY I B, et al. Mediterranean diet intervention alters the gut microbiome in older people reducing frailty and improving health status: the NU-AGE 1-year dietary intervention across five European countries[J]. Gut, 2020, 69（7）: 1218–1228.

[45] DE FILIPPO C, DI PAOLA M, RAMAZZOTTI M, et al. Diet, environments, and gut microbiota. A preliminary investigation in children living in rural and urban Burkina Faso and Italy[J]. Front Microbiol, 2017, 8: 1979.

[46] AGUS A, DENIZOT J, THÉVENOT J, et al. Western diet induces a shift in microbiota composition enhancing susceptibility to Adherent-Invasive E. coli infection and intestinal inflammation[J]. Sci Rep, 2016, 6: 19032.

[47] OLSON C A, VUONG H E, YANO J M, et al. The gut microbiota mediates the anti-seizure effects of the ketogenic diet[J]. Cell, 2018, 173（7）: 1728–1741. e13.

[48] ANG Q Y, ALEXANDER M, NEWMAN J C, et al. Ketogenic diets alter the gut microbiome resulting in decreased intestinal Th17 cells[J]. Cell, 2020, 181（6）: 1263–1275. e16.

[49] DAVID L A, MAURICE C F, CARMODY R N, et al. Diet rapidly and reproducibly alters the human gut microbiome[J]. Nature, 2014, 505（7484）, 559–563.

[50] ŚWIĄTECKA D, ARJAN N, KARYN R P, et al. The study on the impact of glycated pea proteins on human intestinal bacteria[J]. Int J Food Microbiol, 2011, 145（1）, 267–272.

[51] MAIER L, PRUTEANU M, KUHN M, et al. Extensive impact of non-antibiotic drugs on human gut bacteria[J]. Nature, 2018, 555（7698）: 623–628.

[52] YASSOUR M, VATANEN T, SILJANDER H, et al. Natural history of the infant gut microbiome and impact of antibiotic treatment on bacterial strain diversity and stability[J]. Sci Transl Med, 2016, 8（343）: 343ra81.

[53] ALLEN J M, MAILING L J, NIEMIRO G M, et al. Exercise alters gut microbiota composition and function in lean and obese humans[J]. Med Sci Sports Exerc, 2018, 50（4）: 747–757.

[54] 段丽梅. 五禽戏锻炼对老年人抗氧化能力和肠道乳酸菌的影响及相关性研究 [J]. 中国体育科技, 2012, 48（2）: 112–116.

[55] 赵玉爽, 郑松柏. 肠道菌群演替及其影响因素研究进展 [J]. 实用老年医学, 2018, 32（5）: 5.

[56] FU Q, SONG T Y, MA X Q, et al. Research progress on the relationship between intestinal microecology and intestinal bowel disease[J]. Animal Model Exp Med, 2022, 5（4）: 297–310.

[57] 陈卫, 田培郡, 张程程, 等. 肠道菌群与人体健康的研究热点与进展 [J]. 中国食品学报, 2017, 17（2）: 1–9.

[58] WLODARSKA M, KOSTIC A D, XAVIER R J. An integrative view of microbiome-host interactions in inflammatory bowel diseases[J]. Cell Host Microbe, 2015, 17（5）: 577–591.

[59] HABERMAN Y, TICKLE T L, DEXHEIMER P J, et al. Pediatric crohn disease patients exhibit specific ileal transcriptome and microbiome signature[J]. J Clin Invest, 2014, 124（8）: 3617–3633.

[60] SAULNIER D M, RIEHLE K, MISTRETTA T A, et al. Gastrointestinal microbiome signatures of pediatric patients with irritable bowel syndrome[J]. Gastroenterology, 2011, 141（5）: 1782–1791.

[61] PIMENTEL M, CHOW E J, LIN H C. Eradication of small intestinal bacterial overgrowth reduces symptoms of irritable bowel syndrome[J]. Am J Gastroenterol, 2000, 95（12）: 3503–3506.

[62] LEE K J, KIM Y B, KIM J H, et al. The alteration of enterochromaffin cell, mast cell, and lamina propria T lymphocyte numbers in irritable bowel syndrome and its relationship with psychological factors[J]. J Gastroenterol Hepatol, 2008, 23（11）: 1689–1694.

[63] TURNBAUGH P J, LEY R E, MAHOWALD M A, et al. An obesity-associated gut microbiome with increased capacity for energy harvest[J]. Nature, 2006, 444（7122）: 1027–1031.

[64] RIDAURA V K, FAITH J J, REY F E, et al. Gut microbiota from twins discordant for obesity modulate metabolism in mice[J]. Science, 2013, 341（6150）: 1079–U49.

[65] LIU R, HONG J, XU X Q, et al. Gut microbiome and serum metabolome alterations in obesity and after weight-loss intervention[J]. Nat Med, 2017, 23（7）: 859–868.

[66] COTILLARD A, KENNEDY S P, KONG L C, et al. Dietary intervention impact on gut microbial gene richness[J]. Nature, 2013, 500（7464）: 585–588.

[67] AGUSTÍ A, GARCÍA-PARDO M P, LÓPEZ-ALMELA I, et al. Interplay between the gut-brain axis, obesity and cognitive function[J]. Front Neurosci, 2018, 12: 155.

[68] QIN J, LI Y R, CAI Z M, et al. A metagenome-wide association study of gut microbiota in type 2 diabetes[J]. Nature, 2012, 490（7418）: 55–60.

[69] KATSURADA K, YADA T. Neural effects of gut- and brain-derived glucagon-like peptide-1 and its receptor agonist[J]. J Diabetes Investig, 2016, 7（Suppl 1）: 64–69.

[70] CHRISTIANSEN C B, GABE M B N, SVENDSEN B, et al. The impact of short-chain fatty acids on GLP-1 and PYY secretion from the isolated perfused rat colon[J]. Am J Physiol Gastrointest Liver Physiol, 2018, 315（1）: G53–G65.

［71］李兆清，任泽盛，李彤昕，等．微生物 – 肠 – 脑轴与神经退行性疾病的关系［J］．神经解剖学杂志，2022，38（5）：593–597.

［72］SMITH P A. The tantalizing links between gut microbes and the brain［J］. Nature, 2015, 526（7573）：312–314.

［73］ZHENG D, LIWINSKI T, ELINAV E. Interaction between microbiota and immunity in health and disease［J］. Cell Res, 2020, 30（6）：492–506.

［74］DABKE K, HENDRICK G, DEVKOTA S. The gut microbiome and metabolic syndrome［J］. J Clin Invest, 2019, 129（10）：4050–4057.

［75］廖师师，罗杰，图拉妮萨·喀迪尔，等．肠道微生物群 – 肠 – 脑轴间的双向交流途径研究进展［J］．山东医药，2022，62（9）：98–101.

［76］MORAIS L H, SCHREIBER H L, MAZMANIAN S K. The gut microbiotabrain axis in behaviour and brain disorders［J］. Nat Rev Microbiol, 2021, 19（4）：241–255.

［77］NICHOLSON J K, HOLMES E, KINROSS J, et al. Host-gut microbiota metabolic interactions［J］. Science, 2012, 336（6086）：1262–1267.

［78］CRYAN J F, DINAN T G. Mind-altering microorganisms: The impact of the gut microbiota on brain and behaviour［J］. Nat Rev Neurosci, 2012, 13（10）：701–712.

［79］GIRARDIN S E, TRAVASSOS L H, HERVÉ M, et al. Peptidoglycan molecular requirements allowing detection by Nod1 and Nod2［J］. J Biol Chem, 2003, 278（43）：41702–41708.

［80］MASUZZO A, MANIÈRE G, VIALLAT-LIEUTAUD A, et al. Peptidoglycan-dependent NF-κB activation in a small subset of brain octopaminergic neurons controls female oviposition［J］. Elife, 2019, 8: e50559.

［81］BRAVO J A, JULIO-PIEPER M, FORSYTHE P, et al. Communication between gastrointestinal bacteria and the nervous system［J］. Curr Opin Pharmacol, 2012, 12（6）：667–672.

［82］GILL P A, VAN ZELM M C, MUIR J G, et al. Short chain fatty acids as potential therapeutic agents in human gastrointestinal and inflammatory disorders[J]. Aliment Pharmacol Ther, 2018, 48（1）: 15–34.

［83］PLUZNICK J L. Microbial short-chain fatty acids and blood pressure regulation[J]. Curr Hypertens Rep, 2017, 19（4）: 25.

［84］TAHARA Y, YAMAZAKI M, SUKIGARA H, et al. Gut microbiota-derived short chain fatty acids induce circadian clock entrainment in mouse peripheral tissue[J]. Sci Rep, 2018, 8（1）: 1395.

［85］ERNY D, DE ANGELIS A L H, PRINZ M. Communicating systems in the body: how microbiota and microglia cooperate[J]. Immunology, 2017, 150（1）: 7–15.

［86］MORITA C, TSUJI H, HATA T, et al. Gut dysbiosis in patients with anorexia nervosa[J]. PLoS One, 2015, 10（12）: e0145274.

［87］UNGER M M, SPIEGEL J, DILLMANN K U, et al. Short chain fatty acids and gut microbiota differ between patients with Parkinson's disease and age-matched controls[J]. Parkinsonism Relat Disord, 2016, 32: 66–72.

［88］ZHANG L, WANG Y, XIA X Y, et al. Altered gut microbiota in a mouse model of Alzheimer's disease[J]. J Alzheimers Dis, 2017, 60（4）: 1241–1257.

［89］GALLAND L. The gut microbiome and the brain[J]. J Med Food, 2014, 17（12）: 1261–1272.

［90］JIANG H, LING Z X, ZHANG Y H, et al. Altered fecal microbiota composition in patients with major depressive disorder[J]. Brain Behav Immun, 2015, 48: 186–194.

［91］SAVIGNAC H M, TRAMULLAS M, KIELY B, et al. Bifidobacteria modulate cognitive processes in an anxious mouse strain[J]. Behav Brain Res, 2015, 287: 59–72.

［92］SEO D O, 'DONNELL D, JAIN N, et al. ApoE isoform- and microbiota-dependent progression of neurodegeneration in a mouse model of tauopathy[J]. Science, 2023, 379（6628）: eadd1236.

［93］孙智媛，陈凤鸣，钟颂石，等. 肠－肝轴：肠道微生态与动物肝脏疾病 [J]. 中国兽医学报, 2022, 42（1）: 1005–4545.

［94］周婧雅，吕仁和，陶经纬，等 . 2 型糖尿病与肠 – 肝轴理论研究进展［J］. 辽宁中医药大学学报，2023, 25（9）：1673–842x.

［95］VISSCHERS R G J, LUYER M D, SCHAAP F G, et al. The gut-liver axis［J］. Curr Opin Clin Nutr Metab Care, 2013, 16（5）：576–581.

［96］ZHANG R, MA W Q, FU M J, et al. Overview of bile acid signaling in the cardiovascular system［J］. World J Clin Cases, 2021, 9（2）：308–320.

［97］CHEN M J, LIU C, WAN Y, et al. Enterohepatic circulation of bile acids and their emerging roles on glucolipid metabolism［J］. Steroids, 2021, 165: 108757.

［98］周荃，蔡春琳，李金强 . 肠 – 肝轴：肠道微生物稳态与肝细胞癌［J］. 临床肝胆病杂志，2023, 39（11）：1001–5256.

［99］GRÜNER N, MATTNER J. Bile acids and microbiota: multifaceted and versatile regulators of the liver-gut axis［J］. Int J Mol Sci, 2021, 22（3）：1397.

［100］岳苏阳，丁钦，谭善忠 . 基于肠 - 肝轴发病机制的肝硬化治疗研究进展［J］. 实用药物与临床，2023, 26（9）：14053.

［101］SUSAN EP, O'TOOLE P W, STANTON C, et al. Intestinal microbiota, diet and health［J］. Br J Nutr, 2014, 111（3）：387–402.

［102］IRENE P, AGOSTINELLI L, RYCHLICKI C, et al. Lack of NLRP3-inflammasome leads to gut-liver axis derangement and increases hepatic injury in a mouse model of non-alcoholic fatty liver disease［J］. J Hepatol, 2016, 64（2）：e9–e10.

［103］MILOSEVIC I, VUJOVIC A, BARAC A, et al. Gut-liver axis, gut microbiota, and its modulation in the management of liver diseases: a review of the literature［J］. Int J Mol Sci, 2019, 20（2）：395.

［104］DING J H, JIN Z, YANG X X, et al. Role of gut microbiota via the gut-liver-brain axis in digestive diseases［J］. World J Gastroenterol, 2020, 26（40）：6141–6162.

［105］高媛媛，陈琦，袁莉 . 吲哚通过肠 – 肝轴改善非酒精性脂肪性肝病的研究进展［J］. 重庆医学，2023, 52（11）：1671–8348.

［106］AMABEBE E, ROBERT F O, AGBALALAH T, et al. Microbial

dysbiosis-induced obesity: role of gut microbiota in homoeostasis of energy metabolism[J]. Brit J Nutr, 2020, 123（10）: 1127–1137.

[107] 许叶, 胡彦周, 徐佳, 等. 肠 – 肝轴介导的非酒精性脂肪性肝病及其营养干预研究进展 [J]. 食品科学, 2023, 44（3）: 366–375.

[108] CHOPYK D M, GRAKOUI A. Contribution of the intestinal microbiome and gut barrier to hepatic disorders[J]. Gastroenterology, 2020, 159（3）: 849–863.

[109] HAN H J, SAFE S, JAYARAMAN A, et al. Diet-host-microbiota interactions shape Aryl hydrocarbon receptor ligand production to modulate intestinal homeostasis[J]. Annu Rev Nutr, 2021, 41: 455–478

[110] 皮宇, 高侃, 朱伟云. 机体胆汁酸肠 – 肝轴的研究进展 [J]. 生理科学进展. 2017, 48（3）: 161–166.

[111] ANUPRIYA T, DEBELIUS J, BRENNER D A, et al. The gut-liver axis and the intersection with the microbiome[J]. Nat Rev Gastroenterol Hepatol, 2018, 15（7）: 397–411.

[112] 岳苏阳, 丁钦, 谭善忠. 基于肠 – 肝轴发病机制的肝硬化治疗研究进展 [J]. 实用药物与临床, 2023, 26（9）: 14053.

[113] SEGAL L N, ROM W N, WEIDEN M D. Lung microbiome for clinicians. New discoveries about bugs in healthy and diseased lungs[J]. Ann Am Thorac Soc, 2014, 11（1）: 108–116.

[114] BARFOD K K, ROGGENBUCK M, HANSEN L H, et al. The murine lung microbiome in relation to the intestinal and vaginal bacterial communities[J]. BMC Microbiol, 2013, 13: 303.

[115] COOKE K R, HILL G R, GERBITZ A, et al. Hyporesponsiveness of donor cells to lipopolysaccharide stimulation reduces the severity of experimental idiopathic pneumonia syndrome: potential role for a gut-lung axis of inflammation[J]. J Immunol, 2000, 165（11）: 6612–6619.

[116] SEGAL L N, BLASER M J. A brave new world: the lung microbiota in an era of change[J]. Ann Am Thorac Soc, 2014, 11（Suppl 1）: S21–S27.

[117] CAIT A, HUGHES M R, ANTIGNANO F, et al. Microbiome-driven allergic lung inflammation is ameliorated by short-chain fatty acids[J]. Mucosal Immunol, 2018, 11: 785–795.

[118] SZE M A, TSURUTA M, YANG S W J, et al. Changes in the bacterial microbiota in gut, blood, and lungs following acute LPS instillation into mice lungs[J]. PLoS One, 2014, 9: e111228.

[119] JAKOBSSON H E, ABRAHAMSSON T R, JENMALM M C, et al. Decreased gut microbiota diversity, delayed Bacteroidetes colonisation and reduced Th1 responses in infants delivered by caesarean section[J]. Gut, 2014, 63（4）: 559–566.

[120] THAVAGNANAM S, FLEMING J, BROMLEY A, et al. A meta-analysis of the association between caesarean section and childhood asthma[J]. Clin Exp Allergy, 2008, 38（4）: 629–633

[121] MARSLAND B J, TROMPETTE A, GOLLWITZER E S. The gut-lung axis in respiratory disease[J]. 2015, Ann Am Thorac Soc, 12: S150–S156.

[122] GHOSHAL U C, GHOSHAL U, MATHUR A, et al. The spectrum of gastrointestinal symptoms in patients with coronavirus disease-19: predictors, relationship with disease severity, and outcome[J]. Clin Transl Gastroen, 2020, 11（12）: e00259.

[123] ZUO T, ZHANG F, LUI G C Y, et al. Alterations in gut microbiota of patients with COVID-19 during time of hospitalization[J]. Gastroenterology, 2020, 159（3）: 944–955. e8

[124] LAU R I, ZHANG F, LIU Q, et al. Gut microbiota in COVID-19: key microbial changes, potential mechanisms and clinical applications[J]. Nat Rev Gastro Hepat, 2023, 20: 323–337.

[125] LV L, JIANG H Y, CHEN Y F, et al. The faecal metabolome in COVID-19 patients is altered and associated with clinical features and gut microbes[J]. Anal Chim Acta, 1152, 338267（2021）.

[126] SOKOL H, CONTRERAS V, MAISONNASSE P, et al. SARS-CoV-2

infection in nonhuman primates alters the composition and functional activity of the gut microbiota[J]. Gut Microbes, 13, 1893113（2021）.

[127] EROĞLU İ, EROĞLU B Ç, GÜVEN G S. Altered tryptophan absorption and metabolism could underlie long-term symptoms in survivors of coronavirus disease 2019（COVID-19）[J]. Nutrition, 90, 111308（2021）.

[128] MUHLEISEN A L, HERBST-KRALOVETZ M M. Menopause and the vaginal microbiome[J]. Maturitas, 2016, 91: 42–50.

[129] BYNDLOSS M X, PERNITZSCH S R, BÄUMLER A J. Healthy hosts rule within: ecological forces shaping the gut microbiota[J]. Mucosal Immunol, 2018, 11（5）: 1299–1305.

[130] BURES J, CYRANY J, KOHOUTOVA D, et al. Small intestinal bacterial overgrowth syndrome[J]. World J Gastroenterol, 2010, 16（24）: 2978–2990.

[131] WLODARSKA M, KOSTIC A D, XAVIER R J. An integrative view of microbiome-host interactions in inflammatory bowel diseases[J]. Cell Host Microbe, 2015, 17（5）: 577–591.

[132] KASER A, BLUMBERG R S. ATG16L1 Crohn's disease risk stresses the endoplasmic reticulum of Paneth cells[J]. Gut, 2014, 63（7）: 1038–1039.

[133] LEE J Y, TSOLIS R M, BÄUMLER A J. The microbiome and gut homeostasis[J]. Science, 2022, 377: eabp9960.

[134] RELMAN D A. The human microbiome: ecosystem resilience and health[J]. Nutr Rev, 2012, 70（Suppl 1）: S2–S9.

[135] HUGHES E R, WINTER M G, DUERKOP B A, et al. Microbial respiration and formate oxidation as metabolic signatures of inflammation-associated dysbiosis[J]. Cell Host Microbe, 2017, 21（2）: 208–219.

[136] LIU S R, DA CUNHA A P, REZENDE R M, et al. The host shapes the gut microbiota via fecal microRNA[J]. Cell Host Microbe, 2016, 19（1）: 32–43.

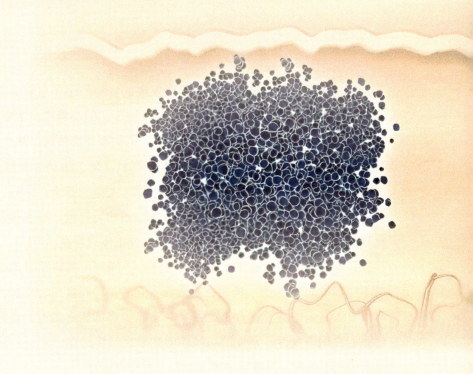

第三部分
食源外泌体——肠道微生物的新朋友

3.1 食源外泌体：被忽视的膳食因子

食源外泌体来源十分广泛，目前已发现的食源外泌体主要有乳源、植物源和益生菌源三类。乳源外泌体是由乳腺细胞分泌的小囊泡，主要来自母乳、牛乳、猪乳、马乳、骆驼乳、羊乳和驴乳。植物源外泌体可以从生姜、柠檬、蓝莓、椰子、葡萄柚、哈密瓜、猕猴桃、橙子、梨、番茄、豌豆、西蓝花、天门冬、生姜、葡萄、葡萄柚、人参、柠檬、大蒜、椰子、葡萄、胡萝卜等各类植物中获取[1]。研究人员在大肠杆菌、植物乳杆菌、嗜黏蛋白阿克曼菌以及双歧杆菌等益生菌菌株中也成功检测到外泌体的存在[2-5]。

食源外泌体表面含有丰富的磷脂成分，不同比例的磷脂组成将决定其在肠道不同部位的分布[6]。同时，其表面富含的多种膜蛋白为食源外泌体穿透屏障、进入细胞提供了有力的保障[7]。愈来愈多的研究报道，食源外泌体具有较强的食用安全性、高度的组织趋向性和组织渗透性，其进入消化道后能够被肠道细胞吸收，并被运送至其他器官发挥作用[1, 6]。

3.1.1 食源外泌体对炎症的调控作用

许多食源外泌体中含有抗炎活性成分，如抗氧化物质、抗炎蛋白等，这些成分可能通过抑制炎症介质的产生或调节免疫细胞的活性发挥抗炎作用。WANG B 等在葡萄柚外泌体中检测到具有抗炎活性的柚皮苷及其代谢物，且该外泌体可被肠道巨噬细胞选择性吸收，并改善葡聚糖硫酸钠诱导的小鼠结肠炎[8]。食源外泌体也可通过其承载的内容物 miRNA 调节关键基因表达，进而影响宿主免疫系统和炎症反应。Xiao 等人在解析了 11 种植物外泌体的 miRNA 谱后发现，其中所含的多种 miRNA 既可以维护肠道黏膜的完整性，又可影响炎症信号通路，调节炎症介质的表达与释放，从而影响炎症反应的程度和持续时间[9]。乳源外泌体中亦含有一些具有抗炎作用的 microRNA 和蛋白质，如 miR-let7、miR-155 和 miR-21 可靶向 TLR/IL-1 炎症信号通路，miR-124a 则可直接靶向单核细胞趋化蛋白 -1[1, 10].

3.1.2 食源外泌体对宿主代谢的影响

研究发现，食源外泌体可能通过调节能量代谢、脂质代谢、炎症状态和肠道菌群等多种途径影响宿主代谢。Chen Z 等借助高通量测序技术发现，水牛奶外泌体中有 32 条 miRNA 的表达丰度显著高于非水牛奶外泌体，而这些上调的 miRNA 与宿主的新陈代谢过程密切相关[11]。Aguilar-Lozano 等人亦发现，牛乳外泌体可影响小鼠肝脏、成人和婴儿尿液中的嘌呤代谢，与未摄入牛乳外泌体的小鼠相比，摄入牛乳外泌体的小鼠肝脏中嘌呤代谢物含量有所降低[12]。此外，母乳外泌体 miRNA 在婴幼儿 I 型糖尿病的早期发病中发挥着重要作用[13]。

3.1.3 食源外泌体的抗肿瘤作用

越来越多研究证明，某些食源外泌体含有丰富的抗癌活性物质，其在癌症预防和治疗上展现出特殊的优势。Chen T 等发现黄瓜纳米囊泡中含有具抗癌活性的葫芦素 B，该物质已被证实能够抑制多种肿瘤细胞的增殖，并通过调节细胞凋亡相关蛋白如 Bcl-2、Bax、Caspase 等的表达来影响细胞周期、诱导细胞凋亡，进而阻遏肿瘤的生长[14]。柠檬源性纳米囊泡通过介导活性氧的产生诱导胃癌细胞停滞于 S 期，进而促进胃癌细胞凋亡[15]。人参源外泌体可能通过激活 Toll 样受体 4（TLR4）信号，促进 M1 型巨噬细胞的极化，激活免疫反应，增强机体的抗肿瘤免疫应答，从而间接抑制肿瘤小鼠体内黑色素瘤的生长[16]。此外，在肿瘤治疗方面，牛乳外泌体可抑制神经母细胞瘤的增殖，增加其对阿霉素的敏感性[17]。作为药物递送载体，牛乳外泌体还可承载特定基因的 siRNA 以用于癌症治疗[18]。

3.1.4 食源外泌体对肠道健康的影响

目前，关于植物源外泌体生物学功能的研究大多与肠道健康相关。研究发现，葡萄外泌体可通过促进小鼠肠道干细胞的生长参与肠上皮细胞的自我更新过程。而肠上皮细胞对于阻止有害物质进入血液循环以及维持肠道屏障的完整性至关重要[19]。西柚、生姜、西蓝花、大蒜等植物源外泌体被报道可改善结肠炎相关症状，而这些功效均与肠道菌群调控效应相关[6, 20, 21]。同样，乳源外泌体到达肠道后，不仅可以促进肠道的正常发育，还可通过减缓肠道疾病的发展来保护肠道健康。据报道，牦牛乳外泌体在缺氧状态下可通过调节低氧诱导因子信号通路促进肠上皮细胞的增殖[22]。牛乳外泌体则可改善营养不良引起的肠道功能障碍，还可重塑小鼠肠道菌群结构[23, 24]。其中，食源外泌体对肠道微生物群落组成和功能的调控效应已成为该领域的新兴研究方向之一。

3.2 食源外泌体：潜在的肠道菌群调节因子

膳食是决定肠道微生物群落结构和功能的关键外源性影响因素之一。大量研究表明，不同膳食模式、膳食成分及功能性膳食因子均可影响肠道菌群的组成、结构和功能，进而影响机体健康[25, 26]。近年来，随着肠道菌群在膳食和机体健康之间的关键桥梁作用被不断揭示，膳食来源外泌体调节肠道菌群的效应及分子机制正成为该领域的研究新热点。近期的一系列研究揭示，膳食中的动、植物来源外泌体可顺利通过消化道抵达结肠，并将其承载的miRNA 等生物活性成分传递至特定肠道微生物，靶向调控其生长进而影响机体健康[6, 19, 27]。

新近发表在权威期刊 Cell Host & Microbe 的一项研究揭示，生姜、西柚和胡萝卜外泌体均能够改变小鼠肠道菌群组成，其中富含磷脂酸的生姜外泌体可被小鼠和人体肠道中的乳杆菌选择性摄取，促进其增殖并调节其代谢，从而影响肠道内环境、改变菌群组成[6]。分子营养学家 Janos Zempleni 在追踪牛乳中的核酸营养素时也发现，与不含 RNA 的牛乳外泌体相比，富含牛乳 RNA 的外泌体显著增加小鼠结肠中软壁菌门丰度，同时降低疣微菌科丰度[27]。众所周知，母乳喂养对于新生儿肠道微生物早期定植和胃肠道功能成熟至关重要[28]。研究发现，从患有 I 型糖尿病母亲的母乳外泌体中检测到631 个外泌体 miRNA，其中 9 个 miRNA 在 I 型糖尿病母亲与健康母亲母乳中差异表达[13]。而肠道菌群与 I 型糖尿病的发生与发展密切相关[29]。可见，母乳中差异表达外泌体 miRNA 诱导形成的婴幼儿肠道微生物组可能在 1 型糖尿病的早期发作中发挥重要作用。

与游离 miRNA 易被降解特性不同，外泌体 miRNA 由于脂质膜的存在，能够巧妙躲避机体消化道内各类消化酶的水解（这正是这些食物源性外泌体miRNA 能够进入肠道后端调节微生物生长的重要条件保障），在肝脏、肠道甚至脑部等组织中积聚，因而展现出更高的生物利用性[6, 30, 31]。事实上，此前已有研究发现，经口摄入的生姜、葡萄来源外泌体颗粒能够顺利通过胃肠道到达结肠，有效靶向肠道健康[19, 32]。而哺乳动物肠道内具有不同特性的细胞能够偏好性地吸收膳食来源外泌体，如肠道干细胞选择性吸收葡萄外泌体[19]，胡萝卜和西柚中的外泌体则被肠道巨噬细胞吸收[33]，如此发挥靶向调节效应。这些发现为食物源性外泌体调节肠道微生物群开辟了一个新的研究方向。

3.3 植物源外泌体 – 肠道微生物 – 结肠炎调控轴

以植物性食物为主、动物性食物为辅是以我国为代表的典型东方膳食结构。植物性食物不仅富含人体所需的碳水化合物、脂类、蛋白质、维生素、矿物质和膳食纤维等营养素，还含有大量核酸，其中一部分植物源性 miRNA 主要存在于由植物细胞所分泌的外泌体中[34]。2013 年，Huang-ge Zhang 研究团队[19] 从碾碎的葡萄中分离出一种类外泌体纳米颗粒，这些类外泌体纳米颗粒经灌胃进入小鼠体内后能躲过胃肠消化酶的水解而直达结肠，诱导肠道干细胞的增殖，并保护小鼠免受葡聚糖硫酸钠（dextran sulphate sodium，DSS）诱导的结肠炎。此后，研究人员又分离得到生姜、西柚和胡萝卜外泌体，这些外泌体中的 RNA 组分均能改变小鼠肠道菌群组成，其中生姜外泌体 RNA 可被肠内乳杆菌选择性摄入，并促进其增殖，调节代谢，改善肠道内稳态[6, 8]。进一步的生姜外泌体触发乳杆菌生物学效应及机制的探究结果显示，生姜外泌体所富含的磷脂酸成分是乳杆菌选择性摄取生姜外泌体的重要决定因素，而生姜外泌体中的 miRNA 能够靶向调控鼠李糖乳杆菌（LGG）关键基因的表达，其中 gma-miR396e 可下调 LGG 中潜在靶基因转录抑制子 LexA 的表达，进而促进 LGG 生长；ath-miR167a 能够下调 LGG 菌毛蛋白 SpaC 的表达，阻止 LGG 在肠黏膜聚集，使其驻留于肠腔；mdo-miRNA7267-3p 则与 LGG 的单加氧酶 ycnE 序列高度匹配并抑制其表达，进而促进色氨酸代谢物吲哚 –3– 乙酸的生成[6]。色氨酸代谢物吲哚 –3– 乙酸是芳烃受体 AHR 的配体，可激活 AHR 通路，诱导白细胞介素 IL–22 的产生，而 IL–22 可促使肠道分泌黏液，避免细菌黏附于肠道上皮，从而改善小鼠肠道屏障、缓解结肠炎[35]。这正是生姜外泌体 RNA 缓解小鼠结肠炎的关键作用机制。有趣的是，生姜外泌体被小鼠摄入后主要分布于肠道，这为生姜外泌体 miRNA 进入肠道细菌调节其生长代谢提供了必要条件[6]。据此，生姜外泌体 miRNA 可通过靶向调节肠道内乳杆菌的生长和功能缓解结肠炎，其中肠道微生物对植物外泌体的选择性摄取是依赖外泌体膜所富含的不同脂质组分来实现的。

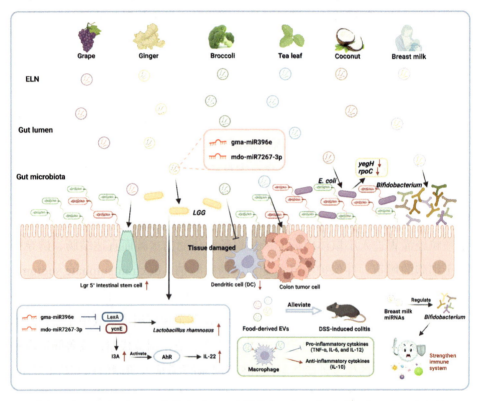

（在脂质双层膜保护下，食物来源外泌体样纳米颗粒可躲避胃肠消化系统的水解，顺利抵达远端结肠，并将其运载的 miRNA 等生物活性组分输送至肠道微生物中，进而调节特定微生物的生长与功能，以此改善机体健康。）

图 3-1　食物来源外泌体 miRNA 塑造肠道微生物群[2]

最近的一项研究还发现，口服茶叶中的外泌体样纳米颗粒可有效抑制肠道炎症反应，恢复被损坏的结肠屏障，增强肠道微生物群多样性和总体相对丰度，揭示了茶叶外泌体依赖肠道菌群预防或缓解炎症性肠病和结肠炎相关结肠癌的潜在调控方式[36]。Yu Siran 等人发现，椰子外泌体可被大肠杆菌吸收，并抑制大肠杆菌中 *yegH* 和 *rpoC* 基因的表达。同时，这些外泌体还可促进植物乳杆菌的生长[37]。此外，西蓝花中的外泌体样纳米颗粒对预防 DSS 引起的小鼠结肠炎表现出很高的潜力，其可通过激活肠树突状细胞中单磷酸腺苷激活的蛋白激酶 AMPK 缓解结肠炎，但这种作用是否由肠道微生物群介导尚不清楚[38]。总而言之，尽管有待广泛证实，但现有的研究报告表明，某些植物性食物中的外泌体 miRNAs 可能通过直接调节特定肠道微生物的生长和功能，改善肠道健康（图 3-1）[2]。

3.4 乳源外泌体强身健体的秘诀：miRNA-肠道微生物轴

目前，对动物食品外泌体的研究主要聚焦于乳源外泌体。乳源外泌体在母亲与婴儿的细胞间通信中发挥着重要作用。母乳是人和其他哺乳动物最初接触的食物，世界卫生组织积极鼓励和倡导母乳喂养，认为这是婴幼儿的最佳营养来源[39]。*Nature* 杂志的一项研究揭示了包括母乳在内的早期饮食可能对婴儿肠道菌群具有重要的塑造作用。该研究分析了来自美国、瑞典、德国和芬兰的 903 个婴幼儿（3—46 月龄）的 12005 个粪便样本，结果发现双歧杆菌属（*Bifidobacterium*）在 3—14 个月大的婴儿肠道中占主导地位，而母乳喂养与双歧杆菌属相对丰度显著相关[40]。双歧杆菌是一种经典的益生菌，被普遍认可具有显著的免疫增强活性。Zhou Qi 等人[31]通过分析母乳外泌体的 miRNA 谱图，发现其中富含多种具有免疫调节功能 miRNA，如 miR-148a-3p（含量最高）、miR-30b-5p（含量位列第 2）、miR-182-5p（含量位列第 8）、miR-200a-3p（含量位列第 9）等。Kosaka 等[41]也证实了母乳外泌体中的一些 miRNA 与免疫调节密切相关，这些 miRNA 在婴儿出生后的前 6 个月含量较高，而此时新生儿黏膜免疫系统正处于快速发育阶段。事实上，已有研究报道，血清外泌体的存在可促进双歧杆菌属菌群聚集，强化树突状细胞对细菌的吞噬，抑制双歧杆菌属诱导的免疫反应[42, 43]。尽管缺乏直接证据证明母乳外泌体中特定 miRNA 与双歧杆菌之间的关系，但这些研究发现强烈表明，母乳外泌体 miRNA 通过调节肠道微生物强化机体免疫功能可能是母乳喂养增强婴幼儿免疫力的重要原因之一（图 3-1）[40-45]。

除人乳外，研究人员在牛乳和猪乳中也检测到外泌体，且摄入牛乳外泌体能够改变小鼠肠道的微生物组结构，缓解溃疡性结肠炎[46-49]。此外，牛初乳外泌体还被报道具有体内和体外抗骨质疏松症的作用，其可减少破骨细胞的体外分化，同时显著增加小鼠的骨密度[50]。进一步的粪便微生物检测结果显示，骨质疏松小鼠粪便中拟杆菌属和乳杆菌属的相对丰度显著降低，而牛初乳外泌体干预可明显缓解骨质疏松 小鼠肠道菌群的这些异常变化[50]。据此，牛初乳外泌体可能通过增加肠道内拟杆菌属和乳杆菌属的相对丰度缓解骨质疏松，但该过程是否有 miRNA 参与尚不明确。最近一项以怀孕大鼠为监测对象的研究表明，高脂高糖饮食和益生元摄入可明显改变孕鼠母乳中的 miRNA 组成，其中 miR-222、miR-203a、miR-200a、miR-26a、miR-27a 和 miR-103 等水平发生明显改变，而 miR-200a 与母鼠体脂含量和后代幼鼠（6 月龄）肠内肠杆菌科的相对丰度呈显著正相关，这表明不同饮食结构、母乳 miRNA 组成及后代肠道微生物群之间密切相关[51]。综上，随母体饮食变化而变化的母乳外泌体可能通过调节后代肠道微生物群组成影响新生儿机体健康，而这种调控作用极有可能由外泌体 miRNA 介导。母乳外泌体（尤其是母乳外泌体 miRNA）可能是母乳中长期以来被忽视的一类生物活性成分，其营养功效有待进一步通过前临床或临床试验验证。

3.5 食源外泌体的明日之星——"益生 miRNA"

近年来，随着肠道菌群与人体健康关联性研究的不断突破，"菌群疗法"作为一种防治人类疾病的新型疗法受到越来越多科学家的认可。益生菌因其卓越的肠菌调节效应自然成为代谢性疾病防治研究的焦点。事实上，益生菌作为第一代菌群疗法已被应用多年。然而，长期补充益生菌可能使肠道产生依赖性，丧失自主建立正常菌群的能力。新近发表在 Cell 杂志的两项研究报道，益生菌的定植具有明显个体差异，甚至有可能引发长期的不良影响[52, 53]。研究人员在利用益生菌重建抗生素治疗患者肠道菌群的探索研究中发现，与预期完全相悖，益生菌补充反而抑制被抗生素破坏的土著微生物组的回归，延长正常肠道菌群结构的恢复时间[52, 53]。这些研究启示：探寻安全有效的靶向改善肠道菌群结构的新策略已凸显为该领域亟待探究的关键科学问题。

经膳食摄入的动、植物源外泌体 miRNA 通过靶向肠道微生物调节肠道健康新机制的揭示为系统研究食物的营养功效、并探寻食物中可靶向调控肠道菌群的新型营养因子提供了新的见解：miRNA 作为食物与机体交流的新载体，可能对机体健康，尤其是肠道健康发挥着重要作用。该研究领域虽处于起步阶段，仍需大量的研究来揭示食物源外泌体 miRNAs 和肠道微生物群之间的相互作用及其潜在作用机制，但通过探寻可靶向增殖肠道益生菌的特定食物源 miRNA，有望发掘食物中的新型天然益生元——"益生 miRNA"，为菌群紊乱相关疾病的防治提供新的研究方向。

参考文献

［1］刘琦琦, 仝令君, 郝海宁, 等. 食源外泌体在食品研究与开发中的应用研究［J］. 未来食品科学, 2021, 1（3）: 88–97.

［2］DONG X Y, LIU Y Y, YANG X B, et al. Extracellular vesicle miRNAs as key mediators in diet-gut microbiome-host interplay［J］. Trends Food Sci Tech, 2023, 136: 268–281.

［3］ALVAREZ C S, BADIA J, BOSCH M, et al. Outer membrane vesicles and soluble factors released by probiotic Escherichia coli Nissle 1917 and commensal ECOR63 enhance barrier function by regulating expression of tight junction proteins in intestinal epithelial cells［J］. Front Microbiol, 2016, 7: 1981.

［4］KANG C S, BAN M, CHOI E J, et al. Extracellular vesicles derived from gut microbiota, especially Akkermansia muciniphila, protect the progression of dextran sulfate sodium-induced colitis［J］. PloS one, 2013, 8（10）: e76520.

［5］SHIN H S, GEDI V, KIM J K, et al. Detection of gram-negative bacterial outer membrane vesicles using DNA aptamers［J］. Sci Rep, 2019, 9（1）: 13167.

［6］TENG Y, REN Y, SAYED M, et al. Plant-derived exosomal microRNAs shape the gut microbiota［J］. Cell Host Microbe, 2018, 24（5）: 637–652.

［7］NIU W B, XIAO Q, WANG X J, et al. A biomimetic drug delivery system by integrating grapefruit extracellular vesicles and doxorubicin-loaded heparinbased nanoparticles for glioma therapy[J]. Nano Letters, 2021, 21（3）: 1484–1492.

[8] WANG B, ZHUANG X Y, DENG Z B, et al. Targeted drug delivery to intestinal macrophages by bioactive nanovesicles released from grapefruit[J]. Mol Ther, 2014, 22（3）: 522–534.

[9] XIAO J, FENG S Y, WANG X, et al. Identification of exosome-like nanoparticle-derived microRNAs from 11 edible fruits and vegetables[J]. PeerJ, 2018, 6: 5186.

[10] ARNTZ O J, PIETERS B C H, OLIVEIRA M C, et al. Oral administration of bovine milk derived extracellular vesicles attenuates arthritis in two mouse models[J]. Mol Nutr Food Res, 2015, 59（9）: 1701–1712.

[11] CHEN Z, XIE Y Q, LUO J Y, et al. Milk exosome-derived miRNAs from water buffalo are implicated in immune response and metabolism process[J]. BMC Vet Res, 2020, 16（1）: 123.

[12] AGUILAR-LOZANO A, BAIER S, GROVE R, et al. Concentrations of purine metabolites are elevated in fluids from adults and infants and in livers from mice fed diets depleted of bovine milk exosomes and their RNA cargos[J]. J Nutr, 2018, 148（12）: 1886–1894.

[13] MIRZA A H, KAUR S, NIELSEN L B, et al. Breast milk-derived extracellular vesicles enriched in exosomes from mothers with type 1 diabetes contain aberrant levels of microRNAs[J]. Front Immunol, 2019, 10: 2543.

[14] CHEN T, MA B X, LU S, et al. Cucumber-derived nanovesicles containing cucurbitacin B for non-small cell lung cancer therapy[J]. Int J Nanomed, 2022, 17: 3583–3599.

[15] YANG M, LIU X Y, LUO Q Q, et al. An efficient method to isolate lemon derived extracellular vesicles for gastric cancer therapy[J]. J Nanobiotech, 2020, 18（1）: 100.

[16] CAO M, YAN H J, HAN X, et al. Ginseng-derived nanoparticles alter macrophage polarization to inhibit melanoma growth[J]. J ImmunoTher Cancer, 2019, 7 (1) : 326.

[17] FONSEKA P, KANG T, CHEE S, et al. Temporal quantitative proteomics analysis of neuroblastoma cells treated with bovine milk-derived extracellular vesicles highlights the anti-proliferative properties of milk-derived extracellular vesicles[J]. Cells, 2021, 10 (4) : 750

[18] AQIL F, MUNAGALA R, JEYABALAN J, et al. Milk exosomes-Natural nanoparticles for siRNA delivery[J]. Cancer Lett, 2019, 449: 186–195.

[19] JU S, MU J Y, DOKLAND T, et al. Grape exosome-like nanoparticles induce intestinal stem cells and protect mice from DSS-induced colitis[J]. Mol Ther, 2013, 21 (7) : 1345–1357.

[20] DENG Z, RONG Y, TENG Y, et al. Broccoli-derived nanoparticle inhibits mouse colitis by activating dendritic cell AMP-activated protein kinase[J]. Mol Ther, 2017, 25 (7) : 1641–1654.

[21] WANG X Y, LIU Y Y, DONG X Y, et al. peu-MIR2916-p3-enriched garlic exosomes ameliorate murine colitis by reshaping gut microbiota, especially by boosting the anti-colitic Bacteroides thetaiotaomicron[J]. Pharmacol Res, 2024, 200: 107071.

[22] GAO H N, GUO H Y, ZHANG H, et al. Yak milk-derived exosomes promote proliferation of intestinal epithelial cells in an hypoxic environment[J]. J Dairy Sci, 2019, 10 (22) : 985–996.

[23] MAGHRABY M K, LI B, CHI L J, et al. Extracellular vesicles isolated from milk can improve gut barrier dysfunction induced by malnutrition[J]. Sci Rep, 2021, 11 (1) : 7365.

[24] TONG L J, HAO H N, ZHANG X Y, et al. Oral administration of bovine milk-derived extracellular vesicles alters the gut microbiota and enhances intestinal

immunity in mice［J］. Mol Nutr Food Res, 2020, 64（8）: e1901251.

［25］翟齐啸, 储传奇, 贺盼弟, 等. 膳食、肠道微生物与人体健康［J］. 食品与生物技术学报, 2020, 39（6）: 1–9.

［26］RAMOS S, MARTIN M N. Impact of diet on gut microbiota［J］. Curr Opin Food Sci, 2021, 37: 83–90.

［27］ZHOU F, PAZ H A, SADRI M, et al. Dietary bovine milk exosomes elicit changes in bacterial communities in C57BL/6 mice［J］. Am J Physiol Gastrointest Liver Physiol, 2019, 317（5）: G618–G624.

［28］LIANG G, ZHAO C Y, ZHANG H J, et al. The stepwise assembly of the neonatal virome is modulated by breastfeeding［J］. Nature, 2020, 581（7809）: 470–474.

［29］GAVIN P G, MULLANEY J A, LOO D, et al. Intestinal metaproteomics reveals host-microbiota interactions in subjects at risk for type 1 diabetes［J］. Diabetes Care, 2018, 41（10）: 2178–2186.

［30］CAMPBELL K. Do the microRNAs we eat affect gene expression［J］? Nature, 2020, 582（7812）: S10–S11.

［31］ZHOU Q, LI M Z, WANG X Y, et al. Immune-related microRNAs are abundant in breast milk exosomes［J］. Int J Biol Sci, 2012, 8（1）: 118–123.

［32］ZHANG M, VIENNOIS E, PRASAD M, et al. Edible ginger-derived nanoparticles: a novel therapeutic approach for the prevention and treatment of inflammatory bowel disease and colitis-associated cancer［J］. Biomaterials, 2016, 101: 321–340.

［33］MU J, WANG Q L, JIANG H, et al. Interspecies communication between plant and mouse gut host cells through edible plant derived exosome-like nanoparticles［J］. Mol Nutr Food Res, 2014, 58（7）: 1561–1573.

［34］ZHANG J, LI S, LI L, et al. Exosome and exosomal microRNA: trafficking, sorting, and function［J］. Genom Proteom Bioinf, 2015, 13（1）: 17–

24.

[35] BUSBEE P B, MENZEL L, ALRAFAS H R, et al. Indole-3-carbinol prevents colitis and associated microbial dysbiosis in an IL-22–dependent manner[J]. Jci Insight, 2020, 5（1）: e127551.

[36] ZU M, XIE D C, CANUP B S B, et al. 'Green' nanotherapeutics from tea leaves for orally targeted prevention and alleviation of colon diseases[J]. Biomaterials, 2021, 279: 121178.

[37] YU S, ZHAO Z H, XU X Y, et al. Characterization of three different types of extracellular vesicles and their impact on bacterial growth[J]. Food Chem, 2019, 272（30）: 372–378.

[38] DENG Z, RONG Y, TENG Y, et al. Broccoli-derived nanoparticle inhibits mouse colitis by activating dendritic cell AMP-activated protein kinase[J]. Mol Ther, 2017, 25（7）: 1641–1654.

[39] VICTORA C G, BAHL R, BARROS A J D, et al. Breastfeeding in the 21st century: epidemiology, mechanisms, and lifelong effect[J]. Lancet, 2016, 387: 475–490.

[40] STEWART C J, AJAMI N J, O'BRIEN J L, et al. Temporal development of the gut microbiome in early childhood from the TEDDY study[J]. Nature, 2018, 562（7728）: 583–588.

[41] KOSAKA N, HIROHISA I, KAZUMORI S, et al. MicroRNA as a new immune-regulatory agent in breast milk[J]. Silence, 2010, 1（1）: 7.

[42] LE DOARE K, HOLDER B, BASSETT A, et al. Mother's milk: a purposeful contribution to the development of the infant microbiota and immunity[J]. Front Immunol, 2018, 9: 361.

[43] VAN BERGENHENEGOUWEN J, KRANEVDLD A D, RUTTEN L, et al. Extracellular vesicles modulate host-microbe responses by altering TLR2 activity and phagocytosis[J]. PloS one, 2014, 9（2）: e89121.

[44] KARLSSON O, RODOSTHENOUS R S, JARA C, et al. Detection of long non-coding RNAs in human breastmilk extracellular vesicles: implications for early child development[J]. Epigenetics, 2016, 11（10）: 721–729.

[45] HENRICK B M, YAO X D, NASSER L, et al. Breastfeeding behaviors and the innate immune system of human milk: working together to protect infants against inflammation, HIV-1, and other infections[J]. Front Immunol, 2017, 8: 1631.

[46] SAMUEL M, CHISANGA D, LIEM M, et al. Bovine milk-derived exosomes from colostrum are enriched with proteins implicated in immune response and growth[J]. Sci Rep, 2017, 7（1）: 5933.

[47] CHEN T, XIE M Y, SUN J J, et al. Porcine milk-derived exosomes promote proliferation of intestinal epithelial cells[J]. Sci Rep, 2016, 6（1）: 33862.

[48] ZHOU F, PAZ H A, SSDRI M, et al. Dietary bovine milk exosomes elicit changes in bacterial communities in C57BL/6 mice[J]. Am J Physiol Gastrointest Liver Physiol, 2019, 317（5）: G618–G624.

[49] TONG L, HAO H N, ZHANG Z, et al. Milk-derived extracellular vesicles alleviate ulcerative colitis by regulating the gut immunity and reshaping the gut microbiota[J]. Theranostics, 2021, 11（17）: 8570–8586.

[50] YUN B, MABURUTSE B E, KANG M, et al. Short communication: dietary bovine milk-derived exosomes improve bone health in an osteoporosis-induced mouse model[J]. J Dairy Sci, 2020, 103（9）: 7752–7760.

[51] LOWRY D E, PAUL H A, REIMER R A. Impact of maternal obesity and prebiotic supplementation on select maternal milk microRNA levels and correlation with offspring outcomes[J]. Br J Nutr, 2022, 127: 335–343.

[52] SUEZ J, ZMORA N, ZILBERMAN-SCHAPIRA G, et al. Post-antibiotic gut mucosal microbiome reconstitution is impaired by probiotics and improved by

autologous FMT[J]. Cell, 2018, 174（6）: 1406–1423.

[53] ZMORA N, ZILBERMAN-SCHAPIRA G, SUEZ J, et al. Personalized gut mucosal colonization resistance to empiric probiotics is associated with unique host and microbiome features[J]. Cell, 2018, 174（6）: 1388–1405.

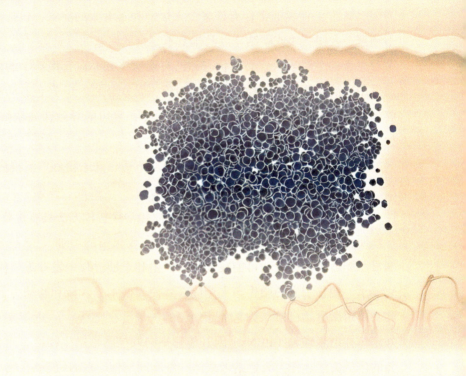

第四部分

西蓝花源外泌体样纳米颗粒通过调节肠道菌群和色氨酸代谢减轻洛哌丁胺诱导的便秘

便秘是最常见的胃肠道疾病之一，根据罗马 IV 标准，其全球患病率约为 10.1%[1]。便秘通常伴有许多令人烦恼和不舒服的症状，包括排便困难或不频繁、大便结块或硬结，以及排空不完全或堵塞的感觉等[2]，这些严重损害着患者的生活质量、心理状态和已有疾病（如心血管疾病）的稳定性。目前可用于治疗便秘的药物主要包括泻药、促分泌剂、5- 羟色胺激动剂和栓剂等[3]。然而，这些药物通常不能根除便秘，且可能导致药物依赖和副作用，如胀气、腹胀、腹痛、肾脏和心血管损伤等[3]。此外，膳食纤维作为一种新兴的便秘治疗方法，因其产气和引发腹部不适，并未得到广泛推广[4]。高剂量膳食纤维也会阻碍一些必需营养素的吸收[5]。因此，探索一种具有高安全性、有效性和生物相容性且副作用少的便秘治疗替代方法具有重要意义。

便秘通常伴随着有益菌的减少和潜在致病菌的增加[6]。越来越多的证据显示肠道微生物失调可能在便秘的发生和发展过程中发挥重要作用[6]。研究显示，便秘引发的微生态失调能够致使粪便水分含量和肠动力下降[7]。因此，肠道微生物已被认为是治疗便秘的一个潜在靶点[8]。近年来，植物来源外泌体样纳米颗粒（PENs）因其能够靶向调控肠道微生物稳态而获得了科学界的广泛关注。作为天然纳米载体和细胞间信使，PENs 能够在脂质双层膜的保护下，顺利通过胃肠道上端并将其载运的生物活性物质输送至结肠微生物来调节其生长或功能[9, 10]。而且，PENs 具有显著低毒性、杰出组织靶向性、高安全性以及强大规模生产潜力等突出优势[11, 12]。这些信息驱动着我们持续探寻可调控与便秘相关肠道微生物的候选 PENs。

西蓝花富含维生素、类胡萝卜素、膳食纤维、矿物质和类黄酮，是世界上最常见的十字花科蔬菜之一[13]。由于其丰富的营养和植物化学物质，西蓝花具备通过改变肠道微生物组来预防和治疗某些特定复杂疾病的潜力[14]。值得注意的是，已有研究证实，每天摄入西蓝花芽可使人体的排便习惯正常化，而西蓝花衍生的外泌体样纳米颗粒（BENs）可有效预防小鼠结肠炎[15-17]。然而，负载大量生物活性成分的 BENs 是否能够缓解便秘尚不明确。为此，我们通过构建洛哌丁胺诱导的便秘小鼠模型，并借助基于 16S rRNA 高通量测序和代谢组学的多组学关联性分析，探究了 BENs 对小鼠便秘的影响及其潜在的作用机制[18]。

4.1 BENs 在小鼠体内的分布

在蔗糖密度梯度下超速离心获得新鲜西蓝花中的 BENs，其结构表征如图 4-1。所获得的 BENs 主要分布在蔗糖梯度的 30/45% 和 45/60% 分界层，显示出非聚集的"杯状"球形外泌体样结构，且具有完整的膜（图 4-1B）。纳米流式细胞术分析结果表明，BENs 为平均粒径约 66.36 nm、浓度约 9.81×10^9 粒 /mL 的高浓度纳米囊泡（图 4-1 C 和 D）。

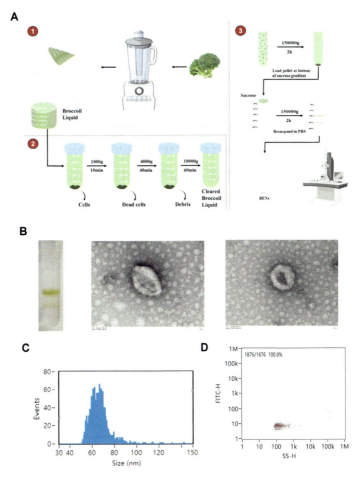

（A）BEN 的分离纯化工艺。（B）蔗糖梯度超速离心后所形成的带和 BEN 的透射电镜图。比例尺表示 100 纳米。（C）纳米流式细胞仪测定的 BEN 粒径分布。（D）纳米流式细胞仪对 BEN 的纯化分析结果。

图 4-1　BEN 的提取与表征 [18]

要想探索口服 BENs 后其可能的功效和作用位点，首先需明确其体内分布特征。我们将近红外荧光染料（NIRF）DiR 标记 BENs（75mg 蛋白质/kg 体重）后通过灌胃给予雄性 BALB/c 小鼠，并使用游离 DiR 作为阴性对照。在灌胃 BENs 0h、1h、2h、4h、6h、8h 和 12h 后，通过活体成像系统检测 NIRF 的荧光强度（图 4-2A 和 B）。结果显示，NIRF 主要聚集在腹部，并呈现初期增加随后逐渐减少的趋势（图 4-2B）。更有意思的是，接受 DiR-BENs 的小鼠（1h 达到峰值 1.12×10^7）比游离 DiR 组（2h 达到峰值 5.45×10^6）更早达到最强 NIRF 强度，但其荧光消失得更快。经解剖后发现，NIRF 主要分布在肠道，在肝、肾、心、肺、脾和腹部脂肪中未见分布，且 DiR-BEN 组小鼠肠道内 NIRF 的消失速度明显快于 DiR 组（图 4-2 C 和 D）。鉴于上述关于 BENs 在整个小鼠和器官中分布的分析结果，我们推测口服 BENs 后其主要停留在肠道中并可能会促进肠道内容物的排泄，从而快速消除 BENs。随后，通过将 PKH26 标记的 BENs 与从便秘小鼠中收集到的粪便微生物共培养，我们进一步证明 PKH26-BENs 可大量进入粪便细菌（图 4-2 E），暗示 BENs 可能与肠道微生物群相互作用以刺激排便。

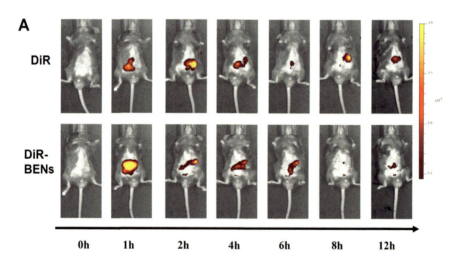

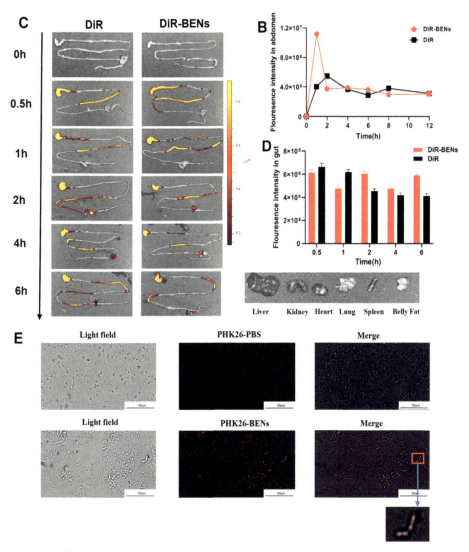

（A）灌胃 DiR-BEN（75mg 蛋白质 /kg）或 DiR 的 BALB/c 小鼠在不同时间点（0h、1h、2h、4h、6h、8h 和 12h）的荧光图像。（B）小鼠在不同时间点的平均荧光强度。（C）BEN 在胃肠道（胃、肠道；左图）和其他器官（肝、脾、肾和腹部脂肪；右图）中的分布。（D）小鼠胃肠道中的平均荧光强度。数据表示为平均值 ± 标准差（$n=3$），与 DiR 组相比 $*p < 0.05$。（E）BEN 与肠道细菌的互作。

图 4-2　BEN 的生物分布[18]

4.2 BENs 可减轻洛哌丁胺诱导的小鼠便秘

受 BENs 在胃肠道中滞留的启发，以及 BENs 可能促进排便的上述假设，我们接下来研究了 BENs 对小鼠便秘的缓解潜力。我们用 BENs 预处理洛哌丁胺诱导的便秘小鼠 1 周后，接着进行了为期 4 周的 BENs 干预期（图 4-3 A）。在整个实验期间，所有小鼠的体重、食物 / 水摄入量和总体健康状况相似，各组之间没有明显差异。在实验最后，我们通过胃肠道传输试验、小肠运动试验和粪便含水量试验检测了小鼠的排便状态。结果显示，BENs 干预可显著缩短洛哌丁胺延长的首便排出时间（图 4-3 B），增强洛哌丁胺所降低的肠道墨汁推进率（图 4-3 C），并改善洛哌丁胺所减少的 6h 内排便数量、重量和含水量（图 4-3 D），这表明补充 BENs 加速了便秘小鼠的胃肠运动。肠道组织形态学分析进一步表明，洛哌丁胺导致小鼠隐窝结构破坏、杯状细胞耗竭和炎症细胞浸润，而 BENs 改善了结肠组织的这些结构损伤（图 4-3 E）。

此外，我们检测了血清和结肠中胃肠道调节肽（包括 ET-1、MTL、SP 和 VIP）的表达水平，这些肽在调节胃肠道运动中发挥着关键作用。兴奋性神经递质 SP 和 MTL 可刺激肠道运动，而抑制性神经递质肽 VIP 和 ET-1 可抑制平滑肌收缩和胃肠运动。我们发现 BENs 可增加由洛哌丁胺所降低的结肠 SP 和 MTL 水平，尤其显著降低洛哌丁胺增加的小鼠血清和结肠 VIP 和 ET-1 水平，进一步证明了 BENs 的便秘缓解作用（图 4-3 F）。总之，BENs 展现出被发展成可预防便秘的新型天然食品补充剂的巨大潜力。BENs 在 17.5、37.5 和 75mg/kg 三种剂量下所展现出的改善便秘相关症状的能力并无显著差异；17.5 mg/kg 的 BENs 可被认为是预防便秘的有效剂量。因此，一个体重 60 千克的成年人每天摄入 115.2 毫克 BENs 即可改善便秘症状。

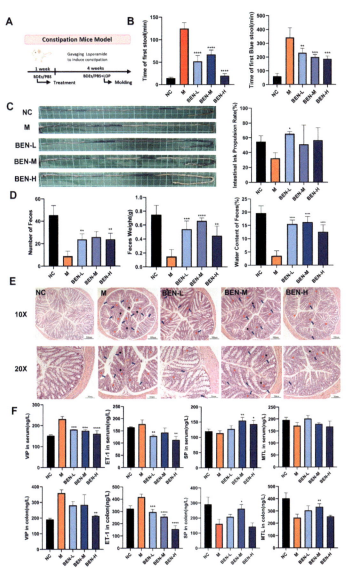

（A）便秘模型的构建和 BEN 干预小鼠的实验方案。BENs 对便秘小鼠首次排便（B）、肠道墨水推进率（C）、粪便量和含水量（D）的影响。（E）在 10 倍和 20 倍放大率下观察经 H&E 染色的结肠切片。红星：破坏的隐窝结构；黑菱形：炎症细胞浸润；蓝色箭头：杯状细胞的耗竭。（F）BENs 对血清和结肠中 VIP、ET-1、SP 和 MTL 水平的影响。数据表示为平均值 ± 标准差（$n=3-5$），与 M 组相比，$*p < 0.05$ 和 $**p < 0.01$；与 NC 组相比，$\#p < 0.05$，$\#\#p < 0.01$。

图 4-3　BEN 对洛哌丁胺诱导的小鼠便秘的影响[18]

4.3 BENs 可改善洛哌丁胺诱导的便秘小鼠肠道微生物群失调

鉴于便秘小鼠的粪便微生物明显吸收了 BENs，我们想知道肠道微生物群是否在 BENs 缓解便秘的过程中发挥了关键作用。为了解决这个问题，我们进行了 16S rRNA 基因测序，以破译肠道微生物群结构。我们一共获得832351 个高质量读数，并以 100% 的同一性聚类为 3854 个操作分类单元。如Chao1 指数（图 4-4 A）和 Shannon 指数（图 4-4 B）所示，与正常组小鼠相比，便秘组小鼠的物种丰富度和群落多样性明显下降，但该情况在 BENs干预后适度恢复。基于 β 多样性的主成分分析（PCA）和非度量维度评分（NMDS）分析进一步显示，小鼠的菌群结构呈现出一种在便秘组和正常组之间明显分散，但 BENs 干预组和正常组之间相对聚集的系统发育结构，表明BENs 可以在一定程度上纠正洛哌丁胺引起的便秘小鼠肠道微生物群紊乱（图4-4 C 和 D）。具体而言，在门水平上，与正常组相比，便秘组表现出更高的厚壁菌门 / 拟杆菌门比率，拟杆菌门丰度更低，厚壁菌门丰度更高，而补充BENs 后该比率恢复到与正常小鼠相似的水平（图 4-4 E）。在属水平上，相对于便秘组，BENs 明显提高了 *Muribaculaceae_unclassified*、*Clostridiales_unclassified*、*Parabacteroides*、*Eubacterum_nodatum_group*、*Bacteroidales_unclassified*、*Barnesiella*、*Butyricicoccus*、*Bilophila* 和 *Brevundimonas* 的相对丰度，并降低了 *Ligilactobacillus*、*Lactobacillus*、*Escherichia_Shigela*、*Anaerotruncus*、*Rikenella*、*Clostridia_UCG_014_unclassified*、*Devosia* 的相对丰度（图 4-4 F 和 G）。通过整合在属水平上变化最显著的 30 个 OTU，我们发现它们中的大多数在洛哌丁胺处理后明显改变，但在 BENs 干预后显著恢复到正常水平（图 4-4 G）。

为了进一步确定对洛哌丁胺或 BENs 干预有显著响应的特征微生物，我们进行了线性判别分析（LEfSe）用以比较各组的肠道微生物组成。如图4-4 H 所示的分支图（'c_'，纲；'o_'，目；'f_'，科；'g_'，属；'s_'，种），便秘小鼠中明显富集了 *s_Clostridia_UCG_014_unclassified*、*f_Clostridion_UCG_2014_unclassified*、*o_Clostridies_UCG_014* 和 *g_Clostridi7_UCG_14_unclassified* 等微生物，而补充 BENs 后，肠道内明显富集了 *c_Bacteroidia*、 *p_Bacteroidota*、*o_Bacteroidales*、*f_Muribaculaceae*、*s_Muribaculaceae_unclassified*、*g_Muribaculase__unclassified*、*s_Eubacterum_nodatum_group__unclassified* 和 *g_Eubacterum_nodatum_group* 等微生物。我们注意到，BENs 富集的菌属大多是典型的 SCFA 产生菌，因此，我们接下来采用 GC–MS 分析技术检测了粪便中 SCFAs 的组成（图 4–4 I）。结果表明，洛哌丁胺明显降低了小鼠粪便中丙酸、丁酸、异丁酸、戊酸和异戊酸的水平，而 BENs 干预显著逆转了洛哌丁胺诱导的这些异常改变。简言之，BENs 明显改善便秘小鼠中洛哌丁胺所扰乱的肠道微生物结构，主要表现为物种丰富度和均匀度提高、F/B 值恢复、SCFA 产生菌丰度上调以及 SCFA 含量升高。

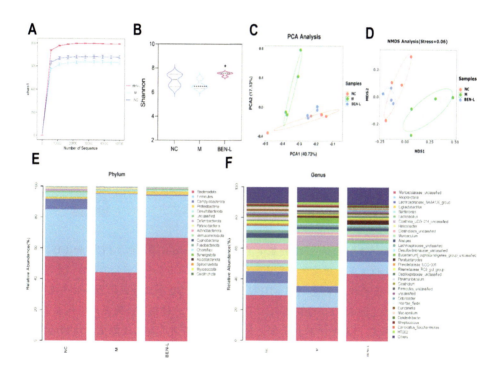

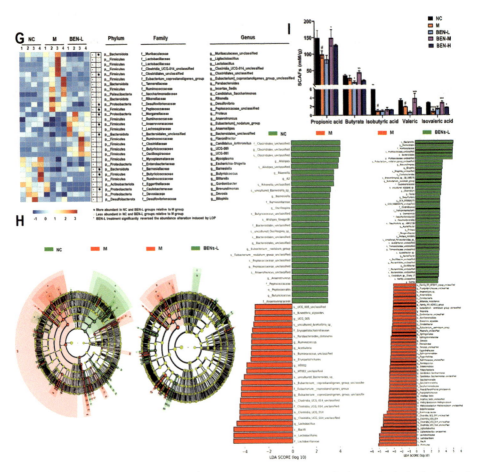

（A）Chao1 和（B）Shannon 指数显示了肠道微生物 α–多样性。（C）和（D）分别为基于 β–多样性的主成分分析和非度量多维标度分析。（E）和（F）分别为门水平和属水平上主要肠道细菌的相对丰度。（G）BEN 干预后，前30个显著变化菌属的丰度热图。（H）线性判别分析（LEfSe）。分支图显示了不同类群中的特征菌，圆圈大小代表了每个分类单元的相对丰度。LDA 评分表示每个分类单元对不同类群肠道微生物结构的贡献。（I）BENs 对便秘小鼠 SCFAs 含量的影响。数据表示为平均值 ±SD（n=4），与 M 组相比 *$p < 0.05$ 和 **$p < 0.01$，与 NC 组相比 #$p < 0.05$ 和 ##$p < 0.01$。

图4-4　BENs 对洛哌丁胺诱导的便秘小鼠肠道微生物群失调的影响[18]

4.4 BENs 明显改变便秘小鼠的粪便代谢组

为了进一步确定在 BENs 缓解小鼠便秘过程中发挥作用的特征肠道代谢产物，我们用 HPLC–MS 进行了粪便非靶向代谢组学分析。偏最小二乘判别分析（PLS–DA）的得分图显示（图 4–5 A），正常组、便秘组和 BENs 干预组的粪便代谢产物图谱分别聚类，在同一组内具有高度相似性，而在不同实验组之间具有显著的分散性。指数 $R^2>0.5$ 和 $Q^2 < 0.1$ 表明，该模型是一种准确可靠的可用来识别具有较低过度拟合风险的差异代谢物的方法（图 4–5 B）。在滤出未知代谢物之后，我们采用 ANOVA 分析进行鉴定（$P < 0.1$）发现有 72 种显著变化的代谢物（图 4–5 C），共分为八类，即苯丙烷类和聚酮类、有机杂环化合物、有机氮化合物、有机酸和衍生物、核苷 / 核苷酸和类似物、脂质和类脂分子、木脂素 / 新木脂素和相关化合物以及苯环类化合物（图 4–6 A）。这些代谢物在不同组中的变化模式分为六类（图 4–5 D）。在整合分析临床参数和肠道微生物丰度的变化后，我们发现，首次蓝便的时间、VIP、ET–1 以及 *g_Escherichia_Shigela* 和 *g_Clostridia_UCG_014_unclassified* 的相对丰度被聚类为聚类 3，肠道墨水推进率、粪便量、粪便含水量、SP、MTL 以及 *g_Eubacterium_nodatum_group* 的相对丰度属于聚类 4（图 4–5 D）。因此，我们随后将重点放在聚类 3 和聚类 4 中的代谢物上，这可能是对 BENs 干预显著响应的潜在标志性代谢物。聚类 4 中的吲哚 –3– 丙酮酸和 3– 吲哚乙酸是色氨酸途径中的两个关键中间产物（图 4–6 B），其在便秘小鼠中明显降低，但在 BENs 干预后显著增加（图 4–5 E 和 F）。此外，吲哚 –3– 丙酮酸和 3– 吲哚乙酸与 *Muribaculaceae_unclassified*、*Parabacteroides*、*Bacteroidales_unclassified*、*Barnesiella*、*Bilophila* 和 *Brevundimonas* 高度相关（图 4–5 G）。而色氨酸代谢产物已被证明可直接作用于胃肠道，诱导平滑肌放松或收缩，并增强肠道运动，从而缓解便秘[7]。

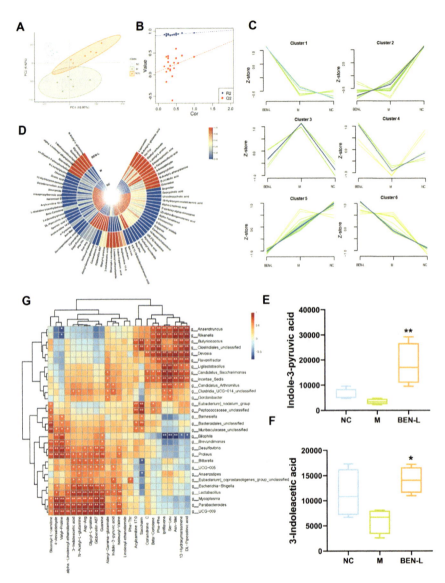

（A）PLS-DA 分析得到的三组得分散点图。（B）位移检验图展示了建模方法的可靠性。（C）基于 ANOVA 分析得到的不同组中显著变化代谢物的热图。（D）基于时间序列数据聚类和模糊 c- 均值算法的代谢物变化模式。不同组小鼠粪便中吲哚 -3- 丙酮酸（E）和 3- 吲哚乙酸（F）的水平。（G）显著改变的肠道细菌和关键代谢产物之间的 Pearson 相关性分析。数据表示为平均值 ± 标准差（$n=6$），与 M 组相比 *$p < 0.05$ 和 **$p < 0.01$；相对于 NC 组 #$p < 0.05$ 和 ##$p < 0.01$。

图 4-5　BEN 对便秘小鼠粪便代谢组的影响[18]

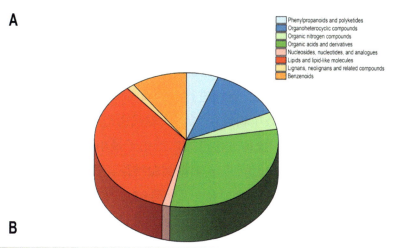

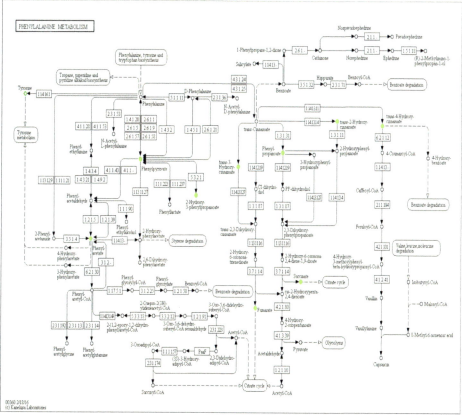

（A）非靶向代谢组学分析所鉴定到的八类粪便代谢物。（B）色氨酸代谢途径。

图 4-6　代谢组学结果解析 [18]

4.5 BENs 缓解小鼠便秘的作用机制分析

为了进一步探索便秘相关临床指标、肠道微生物群和粪便代谢产物之间的潜在机制联系，我们进行了综合相关性分析。首先，基于随机森林预测模型，并结合无偏变量选择框架，我们进行了重复双交叉验证，以验证所筛选的特征指标（包括 30 个微生物属、25 个关键代谢产物和 10 个临床参数）的准确性和科学有效性。这种方法已被广泛用于最小化统计过拟合的风险，并评估所选变量的预测能力[19]。根据实验结果，我们观察到 100%（误分类 =0）、97%（误分类 =0）和 81%（误分类 =5）的准确率，正常组和便秘组之间有明显的分离，便秘组和 BENs 干预组之间有一定程度的分散，表明上述指标是无偏且具有预测性的（图 4-7 A）。考虑到肠道菌群代谢物短链脂肪酸和色氨酸代谢与便秘的密切联系，我们接下来重点关注 BENs 所改变的短链脂肪酸和色氨酸代谢产物，包括丙酸、丁酸、异丁酸、戊酸、异戊酸、吲哚 -3- 丙酮酸和 3- 吲哚乙酸。通过对临床指标、肠道微生物群和粪便代谢组进行 Pearson 相关性分析（图 4-7 B 和图 4-8），我们发现肠道微生物群中的 g_Eubacterum_nodatum_group、g_Clostridiales_unclassified 和 g_Escherichia_Shigela 与排便量、VIP、MTL、SP 密切相关；吲哚 -3- 丙酮酸和 3- 吲哚乙酸与 ET-1、SP、MTL 相关；丙酸、丁酸、异丁酸、戊酸和异戊酸则与排便量、VIP、SP、MTL 相关，这些代谢物可能对 BENs 的便秘改善作用至关重要。

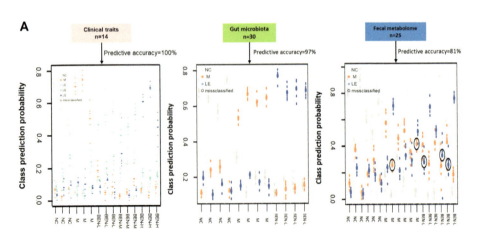

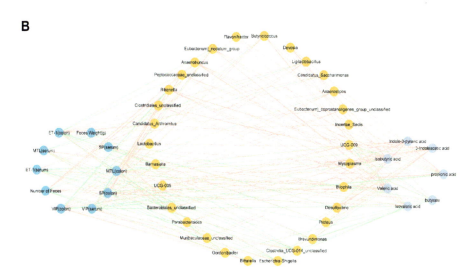

（A）临床指标、肠道微生物和粪便代谢产物的变量选择预测模型。每条带代表一个样本，其类别概率是通过 100 次双交叉验证计算得出。预测精度计算为正确预测的样本数量／测量的样本总数。（B）基于临床指标、不同粪便代谢产物和不同微生物构建的 Spearman 相关性网络。临床指标、代谢产物和微生物分别表示为蓝色、浅紫色和橙色节点。这些线表示不同参数之间的相互作用，其中红线表示正相关，而绿线表示负相关。

图 4--7　BENs 缓解便秘机制的综合分析[18]

C

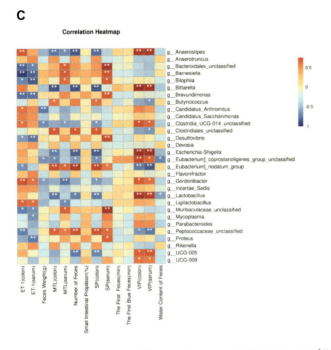

图 4-8　Pearson 相关性分析结果[18]

4.6 讨论与结论

便秘是一种常见的疾病，它会严重影响身体和情绪健康，降低生活质量，并导致其他相关疾病[20]。BENs 含有多种活性成分（如蛋白质、脂质、miRNA 和其他活性成分），并具有低免疫原性、高胃肠道稳定性、克服生物屏障的能力、成本效益和大规模生产能力，其在预防结肠炎等肠道疾病方面发挥着重要作用[17, 21, 22]。在本研究中，我们首次证明 BENs 可通过调节胃肠激素、肠道微生物结构和肠道代谢产物来改善洛哌丁胺诱导的小鼠便秘[18]。我们的研究发现强调了 BENs 作为安全有效的纳米疗法治疗便秘的巨大潜力。

越来越多的证据表明，口服食用植物来源的外泌体样纳米颗粒在消化系统中表现出高度稳定性，并对肠道疾病具有有效的预防作用[23]。我们发现 17.5 mg/kg 剂量的口服 BENs 通过上消化道后顺利进入结肠部位，并抑制了洛哌丁胺诱导的便秘表型，包括缩短排便时间、加速肠道墨水推进速率和增加粪便量。同时，在洛哌丁胺诱导的便秘小鼠中，BENs 可调节胃肠调节肽的产生，血清和结肠中兴奋性肽（SP 和 MTL）水平升高，抑制性肽（VIP 和 ET-1）水平降低。胃肠调节肽是胃肠运动的关键介质[24]。MTL 和 SP 在便秘小鼠中低表达，可促进幽门括约肌松弛和胃蛋白酶分泌，促进胃排空，刺激胃肠蠕动[25, 26]。VIP 作为肠道抑制性运动神经元的递质，可通过抑制胃肠肌肉张力来抑制胃肠运动，而 ET-1 是促进血管正常收缩和舒张的重要因素[27]。益生元菊粉和异麦芽低聚糖已被证明可以降低血清 VIP 水平，提高结肠 MTL 和 SP 水平，并有效缓解苯乙哌啶诱导的大鼠便秘[28]。有研究证明，乳酸乳球菌亚种 lactis HFY14 可通过调节 VIP-cAMP-PKA-AQP3 信号通路抑制苯乙哌啶诱导的小鼠便秘[29]。由此，我们推测 BENs 可通过调节胃肠调节肽的产生来改善便秘小鼠的肠道功能。

此外，肠道微生物群已被证明与便秘的进展密切相关[30]。通过进行 16S rDNA 扩增子测序，我们发现 BENs 干预明显改善了洛哌丁胺导致的小鼠便秘，不仅降低了物种丰富度和均匀性，还重塑了洛哌丁胺扰乱的肠道菌群结构。在那些对 BENs 有响应且丰度发生显著变化的肠道微生物中，Anaerotruncus 可以增加丁酸的产生并参与葡萄糖代谢[31]，而拟杆菌是乙酸的产生菌，可吸收水和电解质以缓解便秘[32]。此外，Anaerotruncus、Butyriciccus、Clostridiales_unclassified、Bacteroidales_unclassified 和 Eubacterum_nodatum_group 是产生 SCFA 的典型肠道菌[7]。SCFA 是一种重要的代谢产物，不仅可以被结肠细胞吸收作为能量来源，还可以刺激肠道平滑肌，增强结肠肌肉收缩和肠道运动[33]。我们的结果显示，BENs 明显富集了 SCFA 产生菌，并促进了结肠 SCFA 的产生。值得注意的是，相关性分析结果进一步表明，BENs 诱导的肠道微生物群变化与排便量和胃肠调节肽的产生密切相关。综合 BENs 被便秘小鼠的肠道微生物吸收的研究发现，我们推测 BENs 可能通过进入特定的肠道微生物体内，影响它们的生长和功能，来预防洛哌丁胺诱导的便秘。

色氨酸是一种典型的芳香族氨基酸，在维持免疫稳态和肠道微生物群中发挥着至关重要的作用[34]。色氨酸的微生物代谢产物，如 5- 羟色胺、5- 羟基吲哚和 5-HT2B 受体，可以刺激结肠平滑肌收缩，介导肠液和电解质的分泌，或促进胆碱能通路，加速便秘小鼠的结肠转运[35, 36]。在肠道中，微生物群直接或间接影响色氨酸代谢途径，包括犬尿蛋白代谢途径、5- 羟色胺代谢途径和吲哚衍生物代谢途径，这些途径与肠道运动和便秘高度相关[34, 37]。BENs 显著增加了便秘小鼠中色氨酸代谢产物 3- 吲哚乙酸和吲哚 -3- 丙酮酸，这可能与 BENs 诱导肠道微生物组成变化有关，而基于 Pearson 的相关网络结果也初步证明了这一点。

总之，我们首次证明，西蓝花衍生的 BENs 可通过恢复肠道菌群结构、改变肠道微生物代谢产物，特别是 SCFAs 和色氨酸代谢，缓解洛哌丁胺诱导的小鼠便秘。我们的研究为开发基于 BENs 的便秘预防策略提供了科学依据，拓展了植物来源外泌体在精准营养、药理学和预防医学领域的应用价值。然而，BENs 的活性成分和 BENs 缓解便秘的确切机制尚不清楚，这阻碍了 BENs 的进一步临床应用。BENs 中富含多种生物活性成分，在未来的研究中，我们将进一步比较 BENs 与目前公认的天然便秘药物的便秘缓解效果，并探索 BENs 中减轻便秘的有效生物活性成分。

参考文献

［1］BARBERIO B, JUDGE C, SAVARINO E V, et al. Global prevalence of functional constipation according to the Rome criteria: a systematic review and meta-analysis［J］. Lancet Gastroenterol Hepatol, 2021, 6（8）: 638–648.

［2］YAMAMOTO S, OHASHI W, YAMAGUCHI Y, et al. Background factors involved in the epidemiology of functional constipation in the Japanese population: a cross-sectional study［J］. Biopsychosoc Med, 2022, 16（1）: 8.

［3］BASSOTTI G, VILLANACCI V, CORSETTI M. Exploring pharmacological treatments for chronic idiopathic constipation in adults: a look back to the future［J］. J Clin Med, 2023, 12（4）: 1702.

［4］OKAWA Y, FUKUDO S, SANADA H. Specific foods can reduce symptoms of irritable bowel syndrome and functional constipation: a review［J］. BioPsychoSoc Med, 2019, 13（1）: 10.

［5］BAYE K, GUYOT J P, MOUQUET-RIVIER C. The unresolved role of dietary fibers on mineral absorption［J］. Crit Rev Food Sci Nutr, 2017, 57（5）: 949–957.

［6］HUANG J, LIN B, ZHANG Y, et al. Bamboo shavings derived O-acetylated xylan alleviates loperamide-induced constipation in mice［J］. Carbohydr Polym, 2022, 276: 118761.

［7］PAN R, WANG L L, XU X P, et al. Crosstalk between the gut microbiome and colonic motility in chronic constipation: potential mechanisms and microbiota modulation［J］. Nutrients, 2022, 14（18）: 3704.

［8］GEBRAYEL P, NICCO C, AL KHODOR S, et al. Microbiota medicine: towards clinical revolution［J］. J Transl Med, 2022, 20（1）: 111.

［9］IRAVANI S, VARMA R S. Plant-derived edible nanoparticles and miRNAs: emerging frontier for therapeutics and targeted drug-delivery［J］. ACS Sustainable Chem Eng, 2019, 7（9）: 8055–8069.

［10］KIM J, LI S Y, ZHANG S Y, et al. Plant-derived exosome-like nanoparticles and their therapeutic activities［J］. Asian J Pharm Sci, 2022, 17（1）: 53–69.

［11］AHN S H, RYU S W, CHOI H, et al. Manufacturing therapeutic exosomes: from bench to industry［J］. Mol Cells, 2022, 45（5）: 284–290.

［12］KARAMANIDOU T, TSOUKNIDAS A. Plant-derived extracellular vesicles as therapeutic nanocarriers［J］. Int J Mol Sci, 2022, 23（1）: 191.

［13］LI H, XIA Y, LIU H Y, et al. Nutritional values, beneficial effects, and food applications of broccoli（Brassica oleracea var. italica Plenck）［J］. Trends Food Sci Tech, 2022, 119: 288–308.

［14］ZANDANI G, ANAVI-COHEN S, SELA N, et al. Broccoli consumption attenuates inflammation and modulates gut microbiome composition and gut integrity-related factors in mice fed with a high-fat high-cholesterol diet［J］. Food Nutr Res, 2021, 65: 7631.

［15］YANAKA A. Daily intake of broccoli sprouts normalizes bowel habits in human healthy subjects［J］. J Clin Biochem Nutr, 2018, 62（1）: 75–82.

［16］HESSVIK N P, LLORENTE A. Current knowledge on exosome biogenesis and release［J］. Cell Mol Life Sci, 2018, 75（2）: 193–208.

［17］DEL POZO-ACEBO L, DE LAS HAZAS M C L, TOMÉ-CARNEIRO J, et al. Therapeutic potential of broccoli-derived extracellular vesicles as nanocarriers of exogenous miRNAs［J］. Pharmacol Res, 2022, 185: 106472.

［18］DUAN T C, WANG X Y, DONG X Y, et al. Broccoli-derived exosome-like nanoparticles alleviate loperamide-induced constipation, in correlation with regulation on gut microbiota and tryptophan metabolism［J］. J Agric Food Chem, 2023, 71: 16568–16580.

[19] SHI L, WESTERHUIS J A, ROSÉN J, et al. Variable selection and validation in multivariate modelling[J]. Bioinformatics, 2019, 35（6）: 972–980.

[20] TVISTHOLM N, MUNCH L, DANIELSEN A K. Constipation is casting a shadow over everyday life - a systematic review on older people's experience of living with constipation[J]. J Clin Nurs, 2017, 26（7-8）: 902–914.

[21] LI C, SONG Q, YIN X L, et al. Preparation, characterization, and in vitro anticancer activity evaluation of broccoli-derived extracellular vesicle-coated astaxanthin nanoparticles[J]. Molecules, 2022, 27（12）: 3955.

[22] DENG Z, RONG Y, TENG Y, et al. Broccoli-derived nanoparticle inhibits mouse colitis by activating dendritic cell AMP-activated protein kinase[J]. Mol Ther, 2017, 25（7）: 1641–1654.

[23] LIU C, YU Y, FANG L G, et al. Plant-derived nanoparticles and plant virus nanoparticles: Bioactivity, health management, and delivery potential[J]. Crit Rev Food Sci Nutr, 2023, online.

[24] GAN Y, LIANG J, DIAO W J, et al. Lactobacillus plantarum KSFY06 and geniposide counteract montmorillonite-induced constipation in Kunming mice[J]. Food Sci Nutr, 2020, 8（9）: 5128–5137.

[25] WANG J, LIANG Q X, ZHAO Q C, et al. The effect of microbial composition and proteomic on improvement of functional constipation by Chrysanthemum morifolium polysaccharide[J]. Food Chem Toxicol, 2021, 153: 112305.

[26] LI Y, LONG S Q, LIU Q C, et al. Gut microbiota is involved in the alleviation of loperamide-induced constipation by honey supplementation in mice[J]. Food Sci Nutr, 2020, 8（8）: 4388–4398.

[27] LI G, ZOU X C, KUANG G, et al. Preventative effects of fermented Chimonobambusa quadrangularis shoot on activated carbon-induced constipation[J]. Exp Ther Med, 2017, 13（3）: 1093–1100.

[28] LAN J, WANG K L, CHEN G Y, et al. Effects of inulin and isomalto-oligosaccharide on diphenoxylate-induced constipation, gastrointestinal motility-related hormones, short-chain fatty acids, and the intestinal flora in rats[J]. Food

Funct, 2020, 11（10）: 9216–9225.

[29] TAN Q, HU J, ZHOU Y J, et al. Inhibitory effect of Lactococcus lactis subsp. lactis HFY14 on diphenoxylate-induced constipation in mice by regulating the VIP-cAMP-PKA-AQP3 signaling pathway[J]. Drug Des Devel Ther, 2021, 15: 1971–1980.

[30] YANG L, WANG Y, ZHANG Y, et al. Gut microbiota: a new avenue to reveal pathological mechanisms of constipation[J]. Appl Microbiol Biotechnol, 2022, 106（21）: 6899–6913.

[31] LAWSON P A, SONG Y L, LIU C X, et al. Anaerotruncus colihominis gen. nov. sp. nov. from human faeces[J]. Int J Syst Evol Microbiol, 2004, 54: 413–417.

[32] WANG M, CHA R T, HAO W S, et al. Nanocrystalline cellulose cures constipation via gut microbiota metabolism[J]. ACS Nano, 2022, 16（10）: 16481–16496.

[33] MORRISON D J, PRESTON T. Formation of short chain fatty acids by the gut microbiota and their impact on human metabolism[J]. Gut Microbes, 2016, 7（3）: 189–200.

[34] LE FLOC'H N, OTTEN W, MERLOT E. Tryptophan metabolism, from nutrition to potential therapeutic applications[J]. Amino Acids, 2011, 41（5）: 1195–205.

[35] WACLAWIKOVA B, DE SOUZA P C T, SCHWALBE M, et al. Potential binding modes of the gut bacterial metabolite, 5-hydroxyindole, to the intestinal L-type calcium channels and its impact on the microbiota in rats[J]. Gut Microbes, 2023, 15（1）: 2154544.

[36] JIN B, HA S E, WEI L, et al. Colonic motility is improved by the activation of 5-HT（2B）receptors on interstitial cells of cajal in diabetic mice[J]. Gastroenterology, 2021, 161（2）: 608–622 e7.

[37] LISCHKA J, SCHANZER A, BAUMGARTNER M, et al. Tryptophan metabolism is associated with BMI and adipose tissue mass and linked to metabolic disease in pediatric obesity[J]. Nutrients, 2022, 14（2）: 286.

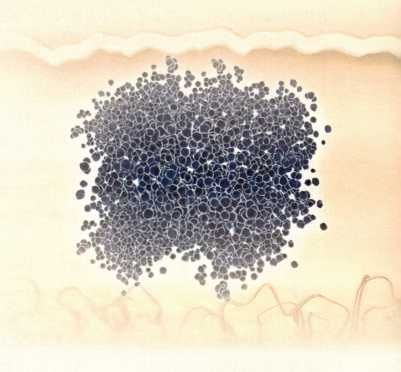

第五部分

富含 peu-MIR2916-p3 的大蒜外泌体通过重塑肠道微生物群，特别是促进抗结肠炎拟杆菌 *Bacteroides thetaiotaomicron* 生长缓解小鼠结肠炎

溃疡性结肠炎作为炎症性肠病的两种主要形式之一，是一种慢性、特发性的结肠炎症性病变，通常表现为出血性腹泻[1]。在过去的十年里，溃疡性结肠炎已成为一个公共卫生挑战，给医疗保健系统带来了沉重的负担[2]。虽然溃疡性结肠炎的发病机制尚不完全了解，但肠道屏障缺陷和肠道微生物群失调已被证实与溃疡性结肠炎的发病过程密切相关。

黏液层和上皮细胞是维持肠道稳态的第一道防线，可为抵御微生物入侵、食物抗原和其他肠道病原体提供物理和免疫屏障[3]。肠道微生物群也被认为是肠道屏障功能的关键调节器。一些肠道共生细菌，如婴儿双歧杆菌和植物乳杆菌，可增强肠道屏障功能[4-6]。相反，肠道微生物群失衡可能导致肠道屏障功能障碍，从而加剧结肠炎症[7, 8]。因此，改善肠道内稳态被认为是一种很有前途的溃疡性结肠炎管理策略。

引人注目的是，植物源外泌体样纳米颗粒（ELNs）被大量证实有助于维持肠道微生物群稳态。ELNs 是一种直径约为 30~150 nm 的纳米囊泡，因其可载运并传递多种生物活性成分（如蛋白质、RNA 等）至靶细胞而受到广泛关注[9]。多种植物源 ELNs，如生姜、茶叶和桑树皮 ELNs 等，可通过改善肠道微生物群结构来改善结肠炎[10-12]。其中，microRNAs（miRNAs）作为 ELNs 的关键组成部分之一，参与了人类自身的免疫和肠道稳态[13]。更确切地说，生姜 ELNs 所负载的 do-miR7267-3p 可通过靶向调控 ycnE 基因表达促进鼠李糖乳杆菌生长，并诱导 IL-22 产生，进而改善结肠炎[10]。这些发现促使我们进一步探索可靶向调控肠道微生物群以防治结肠炎的候选 ELNs。

大蒜具有悠久的烹饪和药用历史，其包含有机硫、皂苷、多酚和多糖等多种生物活性化合物[14, 15]。在中医上，大蒜被广泛用于治疗痢疾。此外，大量药理学研究证据表明，大蒜油可缓解醋酸诱导的结肠损伤和炎症[16]。大蒜多糖对炎症和肠道微生物群的调节作用也已被报道[17]。然而，大蒜衍生的 ELNs 是否对结肠炎具有生物学作用尚未被阐明。因此，本研究在对大蒜 ELNs（GELNs）进行分离、鉴定和成分表征的基础上，通过构建右旋糖酐硫酸钠（DSS）诱导的结肠炎小鼠模型，证明口服 GELNs 可以稳定地进入肠道部位，并改善肠道炎症[18]。此外，为了探究 GELNs 所负载的 miRNA 与肠道微生物群之间的内在关系，我们开展了 Small RNA 测序和 16S rRNA 测序，并发现 GELNs 中富含的 peu-MIR2916-p3 可显著促进多形拟杆菌 *Bacteroides thetaiotaomicron* 生长[18]，这是一类具有结肠炎保护作用的有益拟杆菌[19-21]。我们的研究为开发基于 GELNs 的纳米疗法用于防治炎症性肠病提供了科学依据。

5.1 GELN 的结构表征与成分解析

利用基于蔗糖垫的超速离心法分离到的 GELNs 主要沉积在蔗糖梯度的 30/45% 界面（图 5-1 A 和 B）。根据透射电子显微镜成像和纳米粒径分析结果，这些颗粒展现出典型的"杯状"外泌体形态，具有完整的膜结构，平均直径为 79.60 nm，范围在 50~150 nm 之间（图 5-1 C 和 D）。NanoFCM 数据显示，GELNs 富含纳米囊泡，浓度为 1.20×10^{11} 粒 /mL（图 5-1 E）。

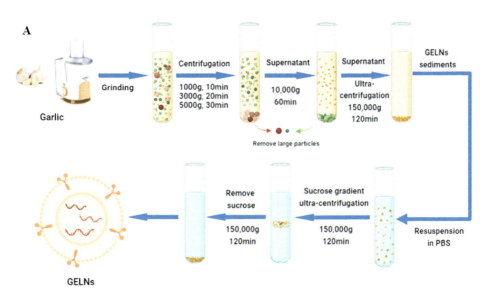

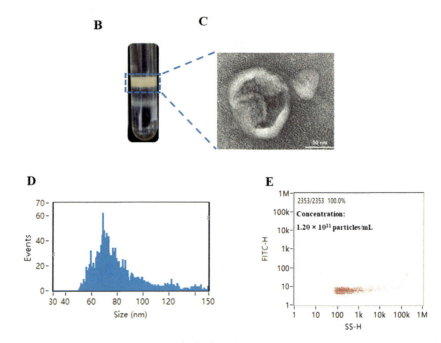

（A）GELNs 的分离纯化过程。（B）采用蔗糖梯度超速离心法分离到的 GELNs。（C）GELNs 的透射电镜图。（D）用纳米流式细胞仪测定的 GELNs 的粒径分布。（E）纳米流式细胞仪对 GELNs 的纳米颗粒浓度分析结果。

图 5-1 GELNs 的分离与鉴定[18]

　　为了预测 GELNs 的功能，我们采用无标记蛋白质组学和 Small RNA 测序技术对 GELNs 中蛋白质和 miRNA 进行了 GO 功能注释和 KEGG 通路分析。结果显示，GELNs 所负载蛋白质群的分子量在 10~60 kDa 之间（图 5-2A），这些蛋白主要与细胞进程、结合和细胞组分等相关（副图 5-1 A）。蛋白质组学 KEGG 通路分析显示，所测得的 659 个总蛋白中有 175 个参与了免疫和炎症信号通路（表 5-1）。具体而言，与病原体感染和炎症反应相关的 13 种典型途径，如沙门氏菌感染、致病性大肠杆菌感染、MAPK 信号通路和 IL-17 信号通路途径等，明显被富集（图 5-2 B）。miRNA 组成谱分析结果显示，在 GELNs 中共鉴定出 47 个 miRNA，其中 peu-MIR2916-p5 和 peu-MIR2916-p3 是表达量最高的 miRNA（图 5-2 C）。而对膜和蛋白结合的调控可能是 peu-MIR2916-p5 和 peu-MIR2916-p3 的潜在功能（副图 5-1 B

和 C）。经 KEGG 分析，peu-MIR2916-p5 和 peu-MIR2916-p3 均与炎症信号通路高度相关，如 MAPK 和 PI3K/Akt 信号通路（图 5-2 D）。综上所述，GELNs 所负载的蛋白质和 miRNA 可能在调控炎症进程中发挥重要生物学作用。

表 5-1　与免疫／炎症通路相关的 GELNs 中蛋白质的数量

Map ID	Map 名称	蛋白质数量
ko05010	Alzheimer disease	17
ko05020	Prion disease	17
ko01120	Microbial metabolism in diverse environments	16
ko05022	Pathways of neurodegeneration – multiple diseases	16
ko05415	Diabetic cardiomyopathy	12
ko05132	Salmonella infection	9
ko05130	Pathogenic Escherichia coli infection	8
ko05134	Legionellosis	7
ko05417	Lipid and atherosclerosis	6
ko04932	Non-alcoholic fatty liver disease	5
ko05034	Alcoholism	5
ko05131	Shigellosis	5
ko05322	Systemic lupus erythematosus	5
ko04066	HIF-1 signaling pathway	4
ko04010	MAPK signaling pathway	3
ko04217	Necroptosis	3
ko05171	Coronavirus disease – COVID-19	3
ko04014	Ras signaling pathway	2
ko04024	cAMP signaling pathway	2
ko04150	mTOR signaling pathway	2

续表

Map ID	Map 名称	蛋白质数量
ko05110	Vibrio cholerae infection	2
ko05120	Epithelial cell signaling in Helicobacter pylori infection	2
ko05152	Tuberculosis	2
ko05165	Human papillomavirus infection	2
ko05167	Kaposi sarcoma–associated herpesvirus infection	2
ko05323	Rheumatoid arthritis	2
ko03320	PPAR signaling pathway	1
ko04013	MAPK signaling pathway – fly	1
ko04016	MAPK signaling pathway – plant	1
ko04112	Cell cycle – Caulobacter	1
ko04115	p53 signaling pathway	1
ko04151	PI3K–Akt signaling pathway	1
ko04621	NOD–like receptor signaling pathway	1
ko04657	IL–17 signaling pathway	1
ko04659	Th17 cell differentiation	1
ko05160	Hepatitis C	1
ko05161	Hepatitis B	1
ko05163	Human cytomegalovirus infection	1
ko05164	Influenza A	1
ko05168	Herpes simplex virus 1 infection	1
ko05210	Colorectal cancer	1
ko05416	Viral myocarditis	1
Total		175

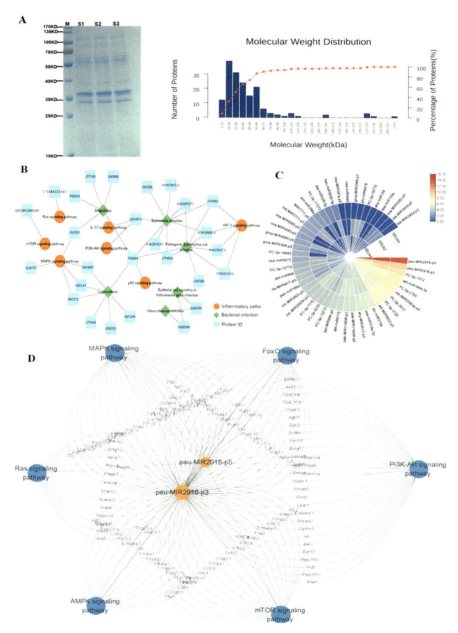

（A）蛋白质的 SDS-PAGE 分析（左）和分子质量分布情况（右）。（B）与病原体感染和炎症反应相关的 GELNs 蛋白的 KEGG 通路分析。（C）GELNs 中 miRNA 的表达谱热图。（D）peu-MIR2916-p5 和 peu-MIR2916-p3 的 KEGG 通路分析，重点关注前 6 个炎症信号通路。

图 5-2 基于 GELNs 所负载蛋白质和 miRNA 的功能分析[18]

127

5.2 GELNs 在体内的分布

为了明确口服 GELNs 的生物分布，我们向 C57BL/6J 小鼠体内灌胃了经近红外荧光（NIRF）染料 DiR 标记的 GELNs（50 mg 蛋白 /kg）。同时，以游离 DiR 作为阴性对照，以排除游离荧光染料自身积累带来的干扰。如图 5-3 A 和 B 所示，接受 DiR-GELNs 的小鼠在灌胃后 1h 其腹腔内 NIRF 强度达到最高，随后逐渐下降，且 DiR-GELNs 组的荧光强度明显强于 DiR 组。不同器官的成像结果表明，GELNs 主要聚集在胃肠道（胃、小肠、盲肠和结肠），而在肝脏、脾脏、肾脏和腹部脂肪中并未观察到荧光信号（图 5-3 C）。这些结果提示，经口摄入的 GELNs 可较长时间稳定游走于肠道内，并可能到达结肠，影响肠道健康。

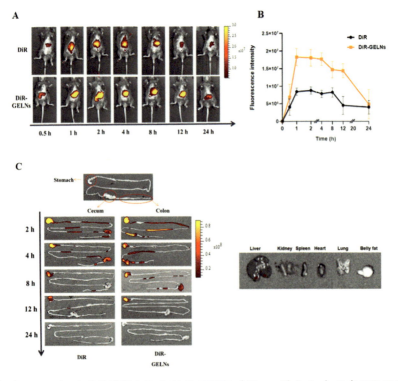

（A）C57BL/6J 小鼠被灌胃 DIR 标记的 GELNs（50 mg 蛋白 /kg）后在不同时间点用活体动物成像系统所摄得的图像。（B）平均荧光强度。（C）GELNs 在胃肠道（胃、小肠、盲肠、结肠；左）和其他器官（肝、脾、肾、腹部脂肪；右）中的分布。

图 5-3 GELNs 的体内生物分布 [18]

5.3 GELNs 减轻 DSS 诱导的结肠炎

受上述关于 GELNs 可能在肠道中发挥免疫调节作用的启发，我们随后探讨了 GELNs 是否能够延缓结肠炎的发展。首先，借助 DSS 诱导的急性结肠炎 C57BL/6J 小鼠模型，我们初步发现补充 10 mg/kg 或 50 mg/kg GELNs 7 天后小鼠的结肠炎症状明显改善，特别是疾病活动指数（DAI）明显降低（副图 5-2）。DAI 是一个可靠的基于减重、大便性状和便血情况来综合反映结肠炎严重程度的关键参数。接下来，我们进一步评估了 GELNs 对 DSS 诱导的小鼠慢性结肠炎的保护作用（图 5-4 A）。由于 2 mg/kg GELNs 对急性结肠炎并未展现出明显影响，因此，在慢性结肠炎实验中我们以 10 mg/kg、25 mg/kg 和 50 mg/kg 作为 GELNs 的剂量。与预期的一样，DSS 处理使小鼠患上严重的结肠炎，其小鼠表现出 DAI 评分高、体重减轻、结肠长度缩短、腹泻、便血等症状，而经 GELNs 干预后这些异常变化明显被消除（图 5-4 B—F）。特别值得注意的是，GELNs 明显减轻小鼠肠道出血和腹泻症状（图 5-4 F）。GELNs 还抑制了结肠炎小鼠血清中促炎细胞因子 TNF-α 和 IL-6 的产生（图 5-4 G 和 H）。此外，GELNs 干预明显缓解 DSS 诱导的炎症细胞大量浸润、隐窝结构破坏和杯状细胞减少，如此减轻结肠组织病变（图 5-4 I）。

由于肠道屏障功能障碍是炎症性肠病的一个典型标志，因此我们接下来检测了 GELNs 对慢性结肠炎小鼠结肠组织中紧密连接蛋白 ZO-1、Occludin 和 MUC2 表达的影响。结肠切片的免疫荧光染色结果显示，DSS 致使 ZO-1、Occludin 和 MUC2 的表达水平分别降低 23.60%、44.13% 和 48.91%，但当给予 GELNs 后这些蛋白基本恢复到正常水平（图 5-4 J 和 K）。综上所述，这些数据表明，口服 GELNs 可以阻断 DSS 诱导的小鼠结肠屏障损伤，从而减轻小鼠结肠炎。

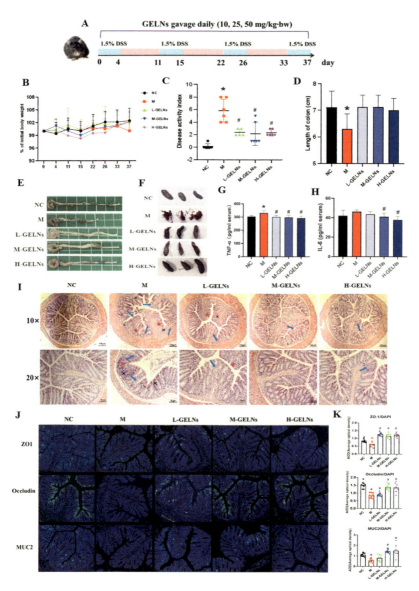

（A）DSS 和 GELNs 的管理方案。（B）体重。（C）DAI。（D）结肠长度。（E）结肠形态图。（F）不同组小鼠便血和粪便形态比较。小鼠血清中 TNF-α（G）和 IL-6（H）的水平。（I）10× 和 20× 的放大倍数下观察到的 H&E 染色结肠切片。黑色叉：炎症细胞的浸润；蓝色箭头：杯状细胞的消耗；红色星号：隐窝结构的破坏。（J）结肠中 ZO-1、Occludin 和 MUC2 的免疫荧光染色图。（K）相应的平均光密度（AOD）。数据以平均值 ±SD 表示，*p < 0.05 vs NC 组，#p < 0.05 vs M 组（n=6-9）。

图 5-4 GELNs 缓解 DSS 诱导的结肠炎 [18]

5.4 GELNs 可被肠道细菌吸收并扭转溃疡性结肠炎小鼠的肠道菌群紊乱状态

从 GELNs 的生物分布中，我们注意到强荧光信号总是伴随着肠道内容物的运动。因此，我们推测 GELNs 可能与肠道内容物中的微生物存在直接关联。为了验证这一假设，我们将 PKH26 标记的 GELNs 与从小鼠粪便中分离的肠道微生物群共培养，并以游离 PKH26 作为阴性对照以排除 PHK26 黏附在细菌外部的可能性（图 5-5 A）。通过对微生物进行荧光显微成像（图 5-5 B）和流式细胞分析（图 5-5 C），我们发现 GELNs 能够被肠道细菌吸收。考虑到肠道微生物群在溃疡性结肠炎的发生发展过程中起着关键作用[22]，我们接下来利用 16S rRNA 测序技术解读了 GELNs 对结肠炎小鼠粪便菌群组成的影响。α-多样性分析和稀释曲线结果显示，DSS 明显降低肠道微生物群的丰富度和多样性，但其在 GELNs 干预后略有回升（副图 5-3 A—C）。基于 β 多样性的非加权主成分分析（PCA）和非度量多维尺度（NMDS）分析进一步表明，正常小鼠和结肠炎小鼠之间、GELNs 干预和未干预结肠炎小鼠之间的系统发育结构明显分离（图 5-5 D 和 E）。

为了更好地了解 GELNs 与特定肠道细菌之间的相互关系，我们分析了不同组别小鼠中优势细菌分支的相对丰度。如图 5-5 F 和 G 所示，结肠炎小鼠的厚壁菌门 / 拟杆菌门比值（F/B 比值）显著降低，而经 GELNs 干预后，这一比例恢复到与正常小鼠相同的水平，表明 GELNs 干预改善了 DSS 扰乱的肠道微生物群稳态。尤其是在属水平上，GELNs 剂量依赖性地增加了 DSS 小鼠肠道中拟杆菌的相对丰度。相较于 NC 组，L-GELNs 组、M-GELNs 组和 H-GELNs 组拟杆菌相对丰度的变化倍数 Log2（FC）分别为 1.64、2.28 和 2.58（图 5-5 H 和副图 5-3 D）。此外，GELNs 还显著提高结肠炎小鼠中 DSS 下调的 *Eubacterium ruminantium*、*Insolitispirillum*、*Megasphaera*、*Acetatifactor* 的相对丰度，也降低 DSS 富集的 *Anaerostipes*、*Anaeroplasma*、*lleibacterium*、*Dubosiella* 的相对丰度（图 5-5 H 和 I）。值得注意的是，经线性判别分析（LEfSe），拟杆菌属（一种保护宿主免受 IBD 发展的关键肠道细菌）可被认定为 GELNs 干预小鼠的标志类群（图 5-5 J 和 K）。综上所述，被肠道细菌吸收的 GELNs 可重塑 DSS 诱导的肠道微生态失调，特别是增加结肠炎小鼠中拟杆菌的丰度。

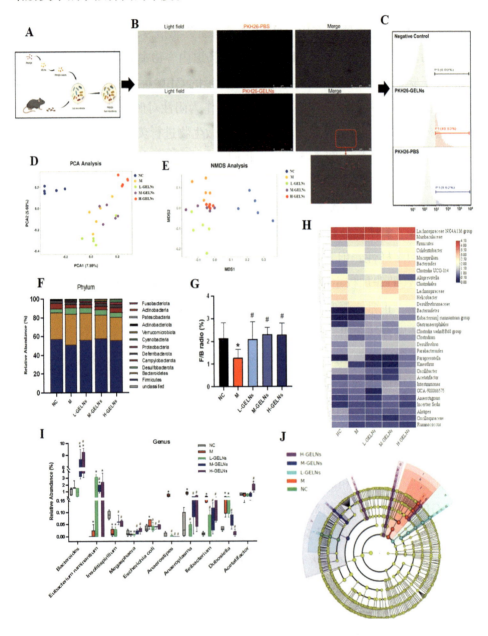

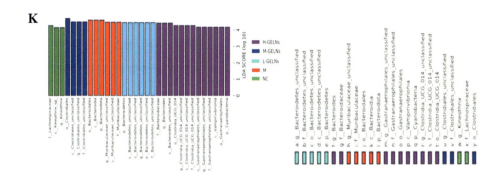

（A）肠道细菌摄取 PKH26 标记 GELNs 的检测方案图。肠道细菌吸收 PKH26 标记 GELNs 的荧光显微图像（B）和流式细胞仪分析结果（C）。（D）和（E）分别展示了基于主成分分析（PCA）和非度量多维尺度（NMDS）的 β–多样性分析。（F）门水平上不同细菌的相对丰度柱状图。（G）各组厚壁菌门 / 拟杆菌门的比值（F/B 比值）。（H）属水平上各组小鼠所共有的丰度排名前 30 菌属的丰度热图。（I）对 GELNs 干预产生显著响应的 10 个菌属的相对丰度。基于线性判别分析（LEfSe）的分支图（J）和评分值（K）。LDA 得分高于 4 表示其在该组的相对丰度明显高于其他组。数据以平均值 ±SD 表示，*$p < 0.05$ vs NC 组，#$p < 0.05$ vs M 组（$n=5$）。

图 5-5 GELNs 被肠道细菌摄取，并纠正溃疡性结肠炎小鼠的肠道微生物群紊乱[18]

5.5 peu-MIR2916-p3（GELNs 中含量最丰富的 miRNA 之一）特异性地促进多形拟杆菌生长

作为哺乳动物胃肠道中最丰富的菌门之一，拟杆菌被认为是认识肠道微生物结构的一个重要窗口[19-21]。鉴于上述关于 GELNs 明显富集拟杆菌属的研究发现，我们不禁思考，究竟 GELNs 中的哪种成分可特异性调控拟杆菌的生长？多形拟杆菌 *B. thetaiotaomicron* 是一种典型的肠道共生细菌，因其对结肠炎的缓解作用而备受关注[23]。因此，我们利用 BLAST 初步预测了 GELNs 承载的 miRNA 对 *B. thetaiotaomicron* 的潜在靶向关系。核苷酸序列比对结果表明，peu-MIR2916-p5 和 peu-MIR2916-p3 在 *B. thetaiotaomicron* 的全基因组序列中均存在潜在结合位点（副图 5-4 A 和 B）。

进一步的体外共培养试验表明，PKH26 标记的 GELNs 与 *B. thetaiotaomicron* 明显共定位（图 5-6 A）。因此，接下来我们测定了 GELNs 对 *B. thetaiotaomicron*

增殖的直接调控效应。首先，为了评估细菌的增殖能力，我们绘制了
B. thetaiotaomicron 在 37 ℃厌氧环境下的生长曲线（CFU/mL 和 OD600 与时
间之间的关系）（图 5-6 B 和 C）。随后，我们将不同浓度梯度 GELNs 加入
B. thetaiotaomicron 的培养体系中后发现 1.0 和 2.0 mg/mL GELNs 显著促进
B. thetaiotaomicron 的生长（图 5-6 D—F）。那么，GELNs 中的 miRNA 是
否对 B. thetaiotaomicron 有类似的作用呢？通过将 B. thetaiotaomicron 分别
与 GELNs 中含量最丰富的两条 miRNA 进行共培养后，我们发现在 2 μM
浓度下，peu-MIR2916-p3 显著刺激了 B. thetaiotaomicron 的生长，而 peu-
MIR2916-p5 并未展现出明显影响，但当打乱 peu-MIR2916-p3 的碱基序列
后（miRNA 的碱基序列见表 5-2），其对 B. thetaiotaomicron 的生长促进作
用消失（图 5-6 G—J 和副图 5-5 A—D）。然而，当共培养持续 14 h 后，其
增殖效应也逐渐消失，这可能是由于在共培养过程中 peu-MIR2916-p3 模
拟物被逐步消耗完所致。上述结果表明，peu-MIR2916-p3 是 GELNs 中特
异性促进 B. thetaiotaomicron 生长的关键成分之一，且 peu-MIR2916-p3 对
B. thetaiotaomicron 的靶向调控作用具有序列特异性。

表 5-2　miRNA mimic 的碱基序列

miRNA 名字	序列（5'-3'）
peu-MIR2916-p5	CCGTCCTAGTCTCAACCATA
peu-MIR2916-p5 scramble	UUAGUUGCAGUGUGGUUGGC
peu-MIR2916-p3	CCATAAACGATGCCGACCA
peu-MIR2916-p3 scramble	UGAGUUUGAGCGUGUGUUC

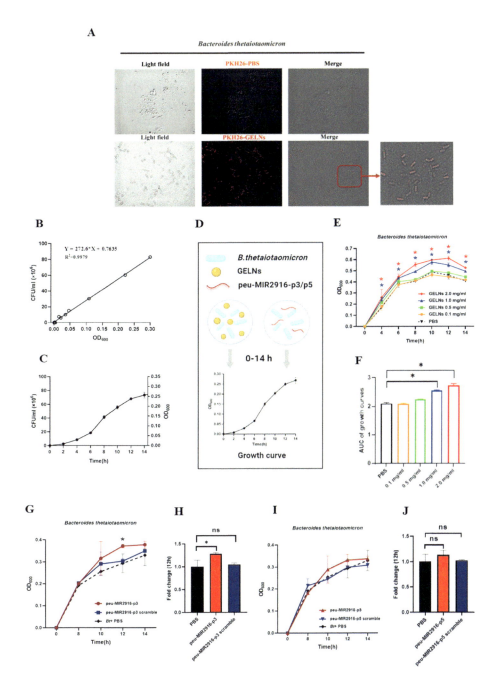

(A) *B. thetaiotaomicron* 与 PKH26 标记 GELNs 共培养的荧光显微图像(标尺,10μm)。(B)600 nm 波长下的 OD 值与 CFU 的相关性。(C)*B. thetaiotaomicron* 的生长曲线。(D)评估 GELNs 或 peu-MIR2916-p3/p5 对 *B. thetaiotaomicron* 生长影响的

方案示意图。（E）经 0.1 mg/mL、0.5 mg/mL、1.0 mg/mL 和 2.0 mg/mL GELNs 处理后 *B. thetaiotaomicron* 的生长曲线。OD600 值是在 GELNs 处理后 0h 至 14h 之间进行测量。（F）生长曲线下的面积（AUC）。（G）经 2.5 μM peu-MIR2916-p3 或乱序 peu-MIR2916-p3 处理后 *B. thetaiotaomicron* 的生长曲线。（H）12 h 时的生长速率比较。（I）经 2.5 μM peu-MIR2916-p5 或乱序 peu-MIR2916-p5 处理后 *B. thetaiotaomicron* 的生长曲线。（J）12 h 时的生长速率比较。数据以平均值 ±SD 表示，*$p < 0.05$ vs NC 组，ns 表示不显著。

图 5-6 peu-MIR2916-p3 特异性地促进多形拟杆菌生长[18]

5.6 讨论与结论

近年来，植物源 ELNs 的研究正如雨后春笋般拓展到大量领域，展现出广阔的医学应用前景。几种可食用植物衍生的 ELNs（如姜、葡萄、茶、桑树皮等）已被报道可调节肠道炎症[10-12, 24]。在本研究中，我们揭示了大蒜来源 ELNs（GELNs）对 DSS 所致小鼠溃疡性结肠炎的保护作用和潜在作用机制。具体来说，GELNs 改善了溃疡性结肠炎小鼠受损的肠道屏障，恢复了紊乱的肠道微生物群，特别是丰富了拟杆菌属的丰度。值得注意的是，GELNs 明显被肠道细菌所吸收，其中 GELNs 所富含的 peu-MIR2916-p3 明显地促进了多形拟杆菌的生长，这是拟杆菌属中丰度最高的一种菌，其在多种患有 IBD 的啮齿动物模型中均展现出保护作用[23, 25, 26]。我们的研究结果凸显了 GELNs，尤其是 peu-MIR2916-p3 在预防结肠炎中的巨大潜力。

ELNs 包含多种生物活性成分，如蛋白质、脂质、DNA、mRNA 和 miRNA，这些成分极大地决定了 ELNs 的生理功能[27]。miRNAs 作为外泌体中的明星分子，因其对关键基因的靶向调控作用而受到广泛关注。在本研究中，我们对 GELNs 的蛋白和 miRNAs 进行了 GO 和 KEGG 富集分析，并注意到它们可能调控多个免疫相关基因和通路。与此同时，基于体内示踪分析我们发现经口摄入的 GELNs 能够稳定地穿越上消化道，并在肠道部位聚积。因此，在后续的研究中我们重点聚焦炎症性肠病进行探索，发现 GELNs 可以缓解 DSS 诱导的小鼠结肠炎，并使促炎细胞因子 TNF-α 和 IL-6 的水平趋于正常化（$P < 0.05$）。上皮层和黏液层在肠道中形成了一层物理屏障以维持

肠道内稳态[6]。我们的结果明确表明，GELNs 干预显著刺激了结肠中紧密连接蛋白（ZO-1 和 Occludin）的表达，从而保护了上皮屏障的完整性[28]。GELNs 还增加了 MUC2 的水平，从而进一步阻断黏液屏障的损伤，维持正常肠道免疫系统[29, 30]。

值得注意的是，肠道屏障与肠道微生物群之间存在着双向交互关系。肠腔内定植有数万种共生微生物，肠道屏障的破坏会扰乱肠道微生物群稳态，从而增加肠道炎症的易感性[31, 32]。另一方面，肠道微生物是构筑肠道屏障和肠道免疫系统的关键贡献者[6, 7, 33]。我们的共培养实验表明，GELNs 可以被肠道细菌吸收，这为 GELNs 影响肠道微生物群提供了空间和理论基础。通过破译 GELNs 所塑造的肠道微生物群，我们进一步证实口服 GELNs 改善了 DSS 所形成的炎症相关肠道微生物结构。其中，拟杆菌属作为人类微生物群中数量最突出的属之一，被认为是下一代潜在益生菌[19-21]。拟杆菌衍生的鞘脂类成分先前已被证实对维持肠道内稳态和共生关系至关重要[23]。在此，我们注意到 GELNs 可剂量依赖性地提高了结肠炎小鼠中拟杆菌的丰度。

针对拟杆菌与结肠炎的关系，我们将目光投放到了多形拟杆菌 *B. thetaiotaomicron*，其是一种具有明显结肠炎改善作用的典型肠道共生菌[25, 26]。*B. thetaiotaomicron* 此前已在多个结肠炎模型小鼠中被证实，可通过激活 AHR 和调节 $CD4^+$ T 细胞的分化来维持结肠上皮稳态、缓解结肠炎症[34]。我们的其中一个重要发现就是 GELNs 剂量依赖性地促进了 *B. thetaiotaomicron* 的体外增殖，这暗示 *B. thetaiotaomicron* 可能是 GELNs 干预后预防屏障功能障碍和减轻结肠炎的关键响应者。受之前关于可食用植物来源 ELNs 中的 miRNAs 能够靶向特定肠道微生物生长的研究启示[10]，我们随后聚焦在了 peu-MIR2916-p3 和 peu-MIR2916-p5 这两条在 GELNs 中含量最丰富的 miRNA。通过将 *B. thetaiotaomicron* 与 miRNA 模拟物共培养，我们发现，peu-MIR2916-p3 可能是 GELNs 中能够促进 *B. thetaiotaomicron* 增殖的关键组分之一。GELNs 中是否还有其他活性成分可以靶向调控 *B. thetaiotaomicron* 的生长值得进一步探索。若忽略 GELNs 中 miRNAs 含量有限的不足，本研究将为开发 GELNs，特别是 GELN miRNAs 作为天然益生元奠定了基础。

　　总之，我们的研究证明了富含蛋白质和 miRNA 的 GELNs 作为溃疡性结肠炎天然保护剂的巨大潜力。GELNs 可稳定地漫游在 DSS 致结肠炎小鼠的肠道中，修复肠屏障，减轻结肠炎症状。此外，肠道微生物群明显参与了 GELNs 减轻结肠炎的过程，而拟杆菌是发挥作用的主要响应菌属。其中，peu−MIR2916−p3 作为 GELNs 中含量最丰富的 miRNA 之一，显著促进了具有结肠炎改善作用的 *B. thetaiotaomicron* 的生长。总之，我们的研究为 GELNs 的药用应用提供了新的见解，凸显了它们作为天然纳米治疗剂在预防和治疗溃疡性结肠炎方面的潜力，也进一步强调了植物细胞外囊泡 miRNAs 作为肠道细菌特异性调节因子以改善肠道健康的潜在价值。

参考文献

［1］ANANTHAKRISHNAN N, KAPLAN G G, NG S C. Changing global epidemiology of inflammatory bowel diseases: Sustaining health care delivery into the 21st century［J］. Clin Gastroenterol Hepatol, 2020, 18: 1252–1260.

［2］DE SOUZA H S, FIOCCHI C. Immunopathogenesis of IBD: current state of the art［J］. Nat Rev Gastroenterol Hepatol, 2016, 13: 13–27.

［3］ORDÁS I, ECKMANN L, TALAMINI M, et al. Ulcerative colitis［J］. Lancet, 2012, 380: 1606–1619.

［4］ANDERSON R C, COOKSON A L, MCNABB W C, et al. Lactobacillus plantarum MB452 enhances the function of the intestinal barrier by increasing the expression levels of genes involved in tight junction formation［J］. BMC Microbiol, 2010, 10: 316.

［5］EWASCHUK J B, DIAZ H, MEDDINGS L, et al. Secreted bioactive factors from Bifidobacterium infantis enhance epithelial cell barrier function［J］. Am J Physiol Gastrointest Liver Physiol, 2018, 295: G1025–G1034.

［6］SINGH R, CHANDRASHEKHARAPPA S, BODDULURI S R, et al. Enhancement of the gut barrier integrity by a microbial metabolite through the Nrf2 pathway［J］. Nat Commun, 2019, 10: 89.

［7］GHOSH S, WHITLEY C S, HARIBABU B, et al. Regulation of intestinal barrier function by microbial metabolites［J］. Cell Mol Gastroenterol Hepatol, 2021, 11: 1463–1482.

［8］NATIVIDAD J M, VERDU E F. Modulation of intestinal barrier by intestinal microbiota: pathological and therapeutic implications［J］. Pharmacol Res, 2013, 69: 42–51.

［9］CONG M, TAN S Y, LI S M, et al. Technology insight: Plant-derived vesicles-How far from the clinical biotherapeutics and therapeutic drug carriers［J］. Adv Drug Deliv Rev, 2022, 182: 114108.

［10］TENG Y, REN Y, SAYED M, et al. Plant-derived exosomal microRNAs shape the Gut microbiota［J］. Cell Host Microbe, 2018, 24: 637–652.e8.

［11］ZU M, XIE D C, CANUP B S B, et al. 'Green' nanotherapeutics from tea leaves for orally targeted prevention and alleviation of colon diseases［J］. Biomaterials, 2021, 279: 121178.

［12］SRIWASTVA M K, DENG Z B, WANG B M, et al. Exosome-like nanoparticles from mulberry bark prevent DSS-induced colitis via the AhR/COPS8 pathway［J］. EMBO Rep, 2022, 23: e53365.

［13］ZHANG H, WANG L, LI C Y, et al. Exosome-induced regulation in inflammatory bowel disease［J］. Front Immunol, 2019, 10: 1464–1473.

［14］EL-SABER BATIHA G, BESHBISHY A M, WASEF L G, et al. Chemical Constituents and Pharmacological Activities of Garlic（Allium sativum L.）: A review［J］. Nutrients, 2020, 12: 872.

［15］SRINIVASAN K. Antioxidant potential of spices and their active constituents［J］. Crit Rev Food Sci Nutr, 2014, 54: 352–372.

［16］TANRIKULU Y, SEN TANRIKULU C, KILINÇ F, et al. Effects of garlic oil（allium sativum）on acetic acid-induced colitis in rats: Garlic oil and experimental colitis［J］. Ulus Travma Acil Cerrahi Derg, 2020, 26: 503–508.

［17］SHAO X, SUN C Z, TANG X, et al. Anti-inflammatory and intestinal microbiota modulation properties of Jinxiang garlic（Allium sativum L.）polysaccharides toward dextran sodium sulfate-induced colitis［J］. J Agric Food Chem, 2020, 68: 12295–12309.

［18］WANG X Y, LIU Y Y, DONG X Y, et al. peu-MIR2916-p3-enriched

garlic exosomes ameliorate murine colitis by reshaping gut microbiota, especially
by boosting the anti-colitic Bacteroides thetaiotaomicron[J]. Pharmacol Res, 2024,
200: 107071.

［19］LEE S M, DONALDSON G P, MIKULSKI Z, et al. Bacterial
colonization factors control specificity and stability of the gut microbiota[J].
Nature, 2013, 501: 426–429.

［20］HIIPPALA K, KAINULAINEN V, SUUTARINEN M, et al. Isolation of
anti-inflammatory and epithelium reinforcing Bacteroides and Parabacteroides Spp.
from a healthy fecal donor[J]. Nutrients, 2020, 12: 935.

［21］WEXLER A G, GOODMAN A L. An insider's perspective: Bacteroides
as a window into the microbiome[J]. Nat Microbiol, 2017, 2: 17026.

［22］NI J, WU G D, ALBENBERG L, et al. Gut microbiota and IBD:
causation or correlation[J]. Nat Rev Gastroenterol Hepatol, 2017, 14: 573–584.

［23］GUL L, MODOS D, FONSECA S, et al. Extracellular vesicles produced
by the human commensal gut bacterium Bacteroides thetaiotaomicron affect host
immune pathways in a cell-type specific manner that are altered in inflammatory
bowel disease[J]. J Extracell Vesicles. 2022, 11: e12189.

［24］JU S, MU J Y, DOKLAND T, et al. Grape exosome-like nanoparticles
induce intestinal stem cells and protect mice from DSS-induced colitis[J]. Mol
Ther, 2013, 21: 1345–1357.

［25］WRZOSEK L, MIQUEL S, NOORDINE M L, et al. Bacteroides
thetaiotaomicron and Faecalibacterium prausnitzii influence the production of
mucus glycans and the development of goblet cells in the colonic epithelium of a
gnotobiotic model rodent[J]. BMC Biol, 2013, 11: 61.

［26］BROWN E M, KE X B, HITCHCOCK D, et al. Bacteroides-derived
sphingolipids are critical for maintaining intestinal homeostasis and symbiosis[J].
Cell Host Microbe, 2019, 25: 668–680.e7.

［27］KALLURI R, LEBLEU V S. The biology, function, and biomedical
applications of exosomes[J]. Science, 2020, 367: eaau6977.

[28] SU L, NALLE S C, SHEN L, et al. TNFR2 activates MLCK-dependent tight junction dysregulation to cause apoptosis-mediated barrier loss and experimental colitis[J]. Gastroenterology, 2013, 145: 407–415.

[29] VAN DER SLUIS M, DE KONING B A E, DE BRUIJN A C J M, et al. Muc2-deficient mice spontaneously develop colitis, indicating that MUC2 is critical for colonic protection[J]. Gastroenterology, 2006, 131: 117–129.

[30] JOHANSSON M E, GUSTAFSSON J K, HOLMÉN-LARSSON J, et al. Bacteria penetrate the normally impenetrable inner colon mucus layer in both murine colitis models and patients with ulcerative colitis[J]. Gut, 2014, 63: 281–291.

[31] OKUMURA R, TAKEDA K. Roles of intestinal epithelial cells in the maintenance of gut homeostasis[J]. Exp Mol Med, 2017, 49: e338.

[32] DESAI M S, SEEKATZ A M, KOROPATKIN N M, et al. A dietary fiber-deprived gut microbiota degrades the colonic mucus barrier and enhances pathogen susceptibility[J]. Cell, 2016, 167: 1339–1353.e21.

[33] LEE M, CHANG E B. Inflammatory bowel diseases（IBD）and the microbiome-searching the crime scene for clues[J]. Gastroenterology, 2021, 160: 524–537.

[34] LI K, HAO Z H, DU J Y, et al. Bacteroides thetaiotaomicron relieves colon inflammation by activating aryl hydrocarbon receptor and modulating CD4[+]T cell homeostasis[J]. Int Immunopharmacol, 2021, 90: 107183.

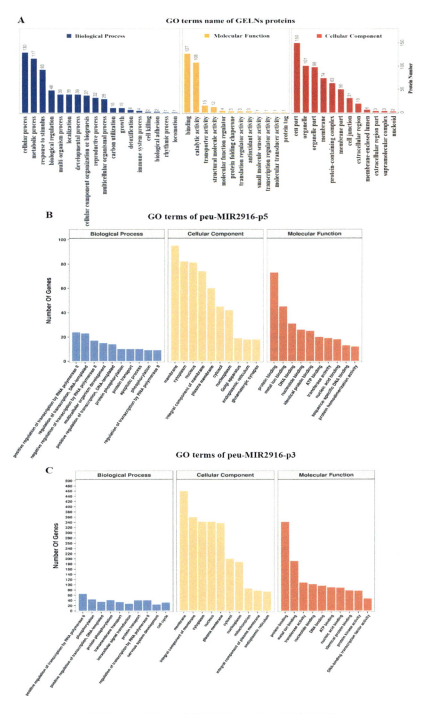

副图 5-1　GELNs 中蛋白质和 miRNA 的功能分析

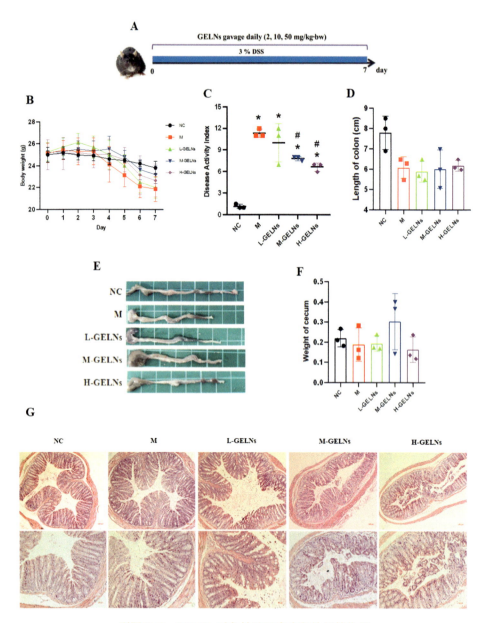

副图 5-2　GELNs 对急性结肠炎小鼠的保护作用

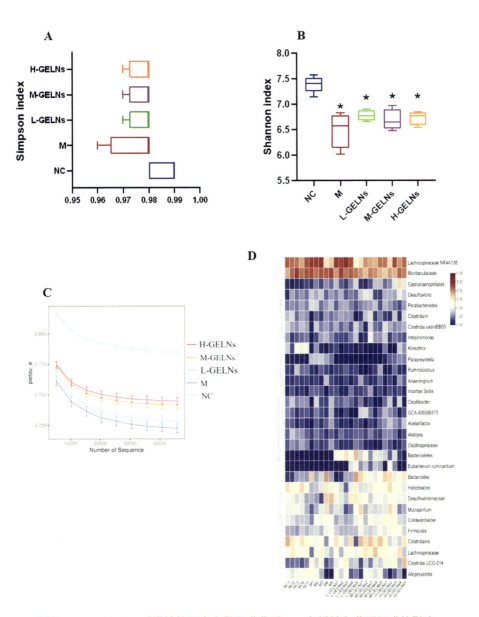

副图 5–3 GELNs 对慢性结肠炎小鼠肠道菌群 α– 多样性和菌群组成的影响

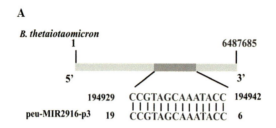

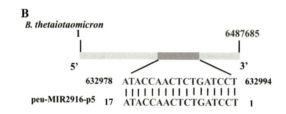

副图 5-4　peu-MIR2916-p3 和 peu-MIR2916-p5 与
B. thetaiotaomicron 的序列比对分析

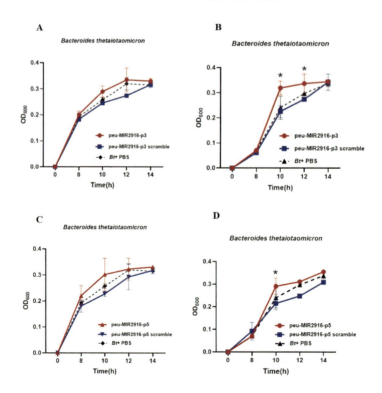

副图 5-5　peu-MIR2916-p3 和 peu-MIR2916-p5 对 B. thetaiotaomicron 生长的影响

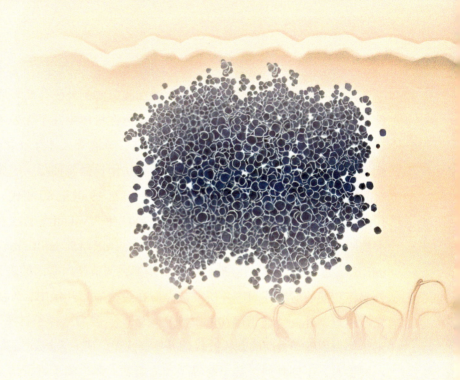

第六部分

机体内源性外泌体
——隐藏的肠道微生物主宰者

6.1 机体内源性外泌体，无处不在

几乎所有细胞都能分泌外泌体，被细胞分泌的外泌体又可通过循环系统进入相邻或远端细胞与组织，可以说外泌体在机体中几乎无处不在，其广泛存在于血浆、血清、尿液、脑脊液、母乳、唾液等人体体液和各种组织中。然而，由于外泌体比可见光的波长小，无法用显微镜捕捉，因此在很长一段时间里，科学家并未发现外泌体的踪影。直至 19 世纪 80 年代，外泌体被当作细胞代谢产生的"垃圾"而被初识。2007 年，Valadi 等首次在小鼠和人肥大细胞分泌的外泌体中发现 let-7、miR-1、miR-15、miR-16、miR-375 等 miRNA，并证实它们能够被转运至受体细胞调节胞内基因的表达[1]。自此，外泌体功能的研究成为国际研究热点。在过去短短几年中，外泌体研究领域发展迅速，外泌体已由最初的"细胞垃圾"逆袭为"种子新秀"。目前，外泌体作为细胞间通信的载体被科学界普遍认识，研究人员发现其在不同组织、不同器官、不同种属，甚至跨界（如细菌和人体之间）进行信息传递，参与机体健康和疾病病理生理等过程。外泌体就像一把双刃剑，一方面参与致病，与疾病的发生与发展有关；另一方面又参与治病，为相应疾病的诊断与治疗提供了新思路。当前外泌体相关研究主要聚焦于挖掘其作为新型生物标志物发挥疾病预测、早期诊断、预后评估、疾病治疗等功能的潜力[2]。外泌体有望成为人类对抗疾病的新手段。

6.2 肠细胞外泌体通过靶向肠道微生物生长调节肠道健康

6.2.1 机体存在赖以维系特定肠道微生物组成的选择性调节机制

随着肠道微生物与健康的关联性不断被揭示，肠道菌群与机体的互作关系已成为最热门的研究领域之一，*Nature*、*Science*、*Cell* 等权威杂志频繁报道机体在内环境失稳状态下通过膳食或药物干预靶向性重塑肠道菌群结构进而改善机体健康的相关研究成果[3-6]。然而，该领域长期存在机体与肠道微生物的互作机制不明等亟待解决的关键科学问题。目前国内外相关基础研究

工作主要集中于阐明微生物如何通过其组成结构和代谢产物（脂多糖、短链脂肪酸、多糖 A）等因素影响机体[7-10]，仅有少数研究揭示机体通过分泌抗菌肽非特异性调节肠道细菌[11-13]。2006 年，发表在 *Cell* 杂志上的一项研究报道了宿主对肠道栖息地的主动选择性。在该研究中，研究人员分别将正常斑马鱼和正常小鼠的肠道菌群交叉移植至无菌小鼠和无菌斑马鱼后，虽然受体的肠道微生物相对丰度发生了变化，但其微生物谱系组成并未受到配体菌群的影响，而是仍与正常机体原本的肠道菌群组成类似[14]，这说明：机体可能存在赖以维系特定肠道微生物群落结构的主动调节机制。2008 年，南京大学张辰宇教授团队报道了关于 miRNA 在人类和动物血浆中稳定存在的原创发现[15]，此后，外泌体 miRNA 在肠道菌群 – 机体健康互作网络中的作用成为该领域新的探索热点。

近年来，越来越多的研究表明，宿主细胞分泌至胞外的外泌体及其携带的 miRNA 是一类新型的介导细胞间通信交流的信号分子[16, 17]。外泌体作为重要信使，将其载运的信号分子传递至受体细胞，激活胞内信号通路，进而调节机体生理功能；miRNA 则通过与靶基因 mRNA 结合负向调控基因表达。大量研究证实，肠细胞所分泌的外泌体 miRNA 是机体与肠道微生物之间跨界互动的重要通信渠道[17, 18]。现已明确，肠上皮细胞可通过分泌携带 MHC–II 蛋白的外泌体调节肠道免疫系统，且肠道分泌的外泌体不会随着体液循环至其他器官，而是大部分滞留于肠道内在原位发挥作用[19]。那么，肠上皮细胞分泌的这些外泌体所负载的 miRNA 能否调控肠道微生物生长以及如何调控？该问题已凸显为外泌体 – 肠道菌群 – 机体健康领域首要阐明的核心认知点。

6.2.2 肠细胞来源外泌体 miRNA 是机体主动调控肠道微生物的关键分子

miRNA 在物种间分布广泛，它们虽然大多数是非保守的，但具有谱系特异性、物种特异性和组织特异性[20]。2016 年，Liu Shirong 等人发现，小鼠和人体粪便中含有大量外泌体 miRNA。根据 miRNA 的种属特异性，这些粪便外泌体 miRNA 可分为机体来源 miRNA 和肠道微生物来源 miRNA[18]。通过构建细胞特异性 miRNA 缺陷型小鼠，他们发现粪便中鼠源 miRNA 的主要来源是小肠细胞（主要是小肠上皮细胞和 Hopx 基因阳性细胞）[18]。随后，研究人员通过敲除小鼠小肠上皮细胞和 Hopx 阳性细胞内 miRNA 加工

关键酶的编码基因 *Dicer1* 后发现，小鼠表现出肠道菌群生长失控的表型，而将野生型小鼠的粪便 miRNA 移植到敲除小鼠体内后，肠道恢复微生态平衡，该结果表明机体小肠细胞分泌至粪便中的外泌体 miRNA 拥有调节肠道微生物生长的能力[18]。为进一步揭示小肠 miRNA 对肠道细菌的生长调控机理，他们通过对 miRNA 和菌株基因组进行序列比对分析，筛选了其基因组中含有与某些 miRNA 相匹配的靶序列的厌氧菌具核梭杆菌（*Fusobacterium nucleatum*）和兼性厌氧菌大肠杆菌（*Escherichia coli*）作为研究对象[18]。事实上，早在 2013 年，具核梭杆菌和大肠杆菌即被报道与 miRNA 介导的结肠癌病程有关，但其潜在的分子调节机制并未明确[21]。在 Liu 等人[18]的研究中，他们利用 miRNA- 细菌体外共培养实验进一步证实，人源 has-miR-515-5p 和 has-miR-1226-5p 可分别直接进入具核梭杆菌和大肠杆菌体内，与细菌核酸共定位并调控其基因表达，影响其生长。此后，另有一项人体试验再一次印证了粪便中机体来源 miRNA 对具核梭杆菌和大肠杆菌的靶向调控作用，并揭示了粪便 miRNA 与肠道微生物群、炎症性肠病（inflammatory boweldisease，IBD）病程之间的密切关系[22]。该研究分析了 117 例 IBD 患者粪便中人源 miRNA 的水平及差异，结果发现健康受试者和 IBD 受试者的粪便 miRNA 谱存在明显差异。同时，体外研究显示，这些差异表达 miRNA 可差异性地影响肠道微生物，如具核梭杆菌、大肠杆菌和分段丝状菌（*Segmental filamentousbacteria*）的增殖活性[22]。其中，miR-1226、miR-515-5p 和 miR-548ab 能够抑制致病菌具核梭杆菌和大肠杆菌的生长；miR-1226 和 miR-515-5p 可促进益生菌分段丝状菌的生长，而 miR-199a-5p 则抑制了分段丝状菌的生长。这些研究发现首次阐述了机体小肠细胞通过分泌外泌体 miRNA 靶向调节肠道细菌基因表达，进而操控肠道微生物组成的选择性分子机制。

此外，多项研究表明，IBD 与 miR-21 密切相关，miR-21 在患有 IBD 的小鼠肠道内过度表达，而敲除 miR-21 后小鼠对 DSS 诱导结肠炎的易感性明显降低[23-26]。2018 年，Johnston 等[27]首次阐明了 miR-21 恶化结肠炎的肠道菌群关联途径，该研究利用 16S rRNA 测序技术发现野生型和 miR-21 缺陷型小鼠的肠道微生物群组成存在显著差异，且 miR-21 缺陷型小鼠与野生型小鼠共笼培养所触发的自然粪菌移植为野生型小鼠提供了一定程度上抵抗 DSS 致结肠炎的能力，而使用抗生素处理后这种保护作用即消失；进一步采用基于无菌小鼠的粪菌移植后发现，与野生型小鼠的粪便菌群相比，miR-21 缺陷型小鼠的粪便菌群可保护无菌小鼠豁免 DSS 结肠炎。这些结果表明：结肠中富含 miR-21 的 IBD 小鼠可能通过建立独特的肠道微生物组，从而加剧肠道炎症的发生和进展。然而，miR-21 所靶向的关键菌属尚未明确。Horne 等[28]采用基于 BLASTn 算法的 miRNA 靶位点预测分析发现：鼠源 mmu-miR-21 与艾克曼菌（Akkermansia）菌属存在显著正相关关系，与梭菌（Clostridium）菌属存在显著负相关关系。艾克曼菌属是一类潜在的新生代肠道益生菌，在患有肠道炎症或肠屏障功能障碍时其相对丰度显著降低，而具有免疫调节作用的梭菌属被发现可有效抑制肠道炎症[29-32]。上述研究结果启示：艾克曼菌属和梭菌属可能是肠道 miR-21 恶化肠道炎症的潜在关键靶标微生物，但该推论还需进一步的共培养结果加以佐证。

有趣的是，研究人员还发现粪便 miRNA 谱与某些肠炎及 IBD 关联菌密切相关，且与菌群组成相比，粪便 miRNA 谱可更好地反映肠道菌群的"健康程度"[33]。Viennois 等分别给无菌小鼠移植了正常小鼠、IL10$^{-/-}$ 敲除型或 TLR5$^{-/-}$ 敲除型结肠炎小鼠的肠道菌群，结果显示，与"健康"微生物群相比，结肠炎小鼠的微生物群不仅向无菌小鼠传递了其结肠致病潜力，还显著改变了粪便 miRNA 谱，这表明宿主衍生的粪便 miRNA 与肠道微生物群之间的沟通是双向交互的[33]。进一步的关联性分析结果显示，粪便中的 miR-194-5p、miR-148-3p、miR-27b-3p 和肠杆菌科（Enterobacteriaceae）之间存在强烈的正相关关系，而肠杆菌科在 IBD 或结直肠癌患者中含量丰富[33]。与此同时，在 IL10$^{-/-}$ 敲除型结肠炎小鼠和 IBD 患者中丰度较高的变形菌门（Proteobacteria）与粪便中的 miR-148-3p 和 miR-27-3p 密切相关[33]。

然而，目前许多关于 miRNA 和细菌之间关联性的证据都是基于相关性分析或序列比较分析的预测性结果。譬如，有研究者将健康 Balb/C 和 C57Bl/6 小鼠中高度表达的 44 个 miRNA 的碱基序列与肠道微生物基因目录中的

2,572,074 个基因进行 BLASTn 序列比对分析，鉴定到 991 条显著匹配的序列。其中，小鼠 miRNA let-7b 和 let-7c 与副拟杆菌属（*Parabacteroides*）的丰度显著负相关，而 miR-1944、miR-192 和 miR-194 则与拟杆菌属（*Bacteroides*）的丰度高度相关[28]。副拟杆菌属和拟杆菌属均已被证实与肠道黏膜屏障功能密切相关，但这些 miRNA 究竟是否是肠道稳态的关键调节器仍有待确证，需要借助大规模的验证研究以明确 miRNA 的特定靶标细菌，同时解析这些 miRNA 与机体生理活动之间的密切关联。将 miRNA 模拟物与细菌进行共培养已被证实是一种直接鉴定 miRNA 对细菌靶向能力的好方法。Zhao Lianbi 等将 Cy3 标记的 miRNA 模拟物与肠道细菌共培养后发现，在卵巢切除小鼠肠道上皮细胞中显著上调的 miR-155 和 let-7g 能够通过内吞作用进入细菌菌体内[16]。此前，miR-155 和 let-7g 已被证实参与了肠道免疫识别和对免疫相关基因的表达调控[34]。

总之，虽然当前数据有限，但现有的证据表明，粪便中机体来源 miRNA 与肠道微生物群之间存在串扰，两者共同调节肠道微生态平衡（图 6-1）。更值得注意的是，机体肠细胞分泌至结肠内容物中的外泌体 miRNA 选择性调控特定肠道微生物生长，进而影响肠道健康的发现更是论证了通过改变肠道细胞来源 miRNA 水平调控肠道菌群结构从而改善肠道健康新策略的理论可行性。未来的研究需将功能性行为评估与 miRNA 组学、宏基因组学、代谢组学等多组学技术相融合，进一步揭示粪便 miRNA、肠道微生物与肠道健康之间的内在关系，以期为肠道疾病挖掘可作为疾病诊断／预后生物标志物和治疗靶点的特异性 miRNA。

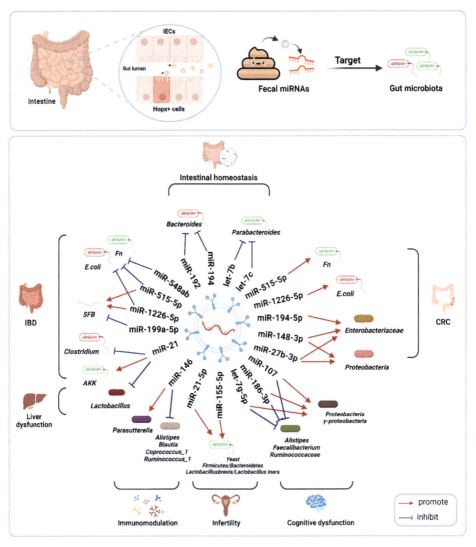

（机体肠道细胞通过分泌外泌体 miRNA 调节肠道微生物中关键基因表达，从而操纵肠道微生物组结构；机体其他细胞衍生的 miRNA 对肠道微生物的调节亦与肝脏功能、免疫系统、认知功能、心血管功能和不孕症等相关）

图 6-1 机体内源性 miRNA 通过靶向肠道微生物调节机体健康

6.3 其他内源性外泌体－肠道微生物与生命健康

除了肠道稳态，机体内源性 miRNA 对肠道微生物的调控还体现在对肝脏功能、免疫系统、认知功能、心血管功能及不孕症等的调节（图 6-1）。研究发现，miR-21 在经历胆管结扎手术的小鼠肝脏中过度表达，而敲除 miR-21 可明显减轻小鼠因胆汁淤积引起的肝脏损伤，并保护其小肠通透性，维持肠道菌群稳态[35]。而乳杆菌属（Lactobacillus）作为调节肠道稳态的关键菌属，被证明是 miR-21 敲除小鼠的特征微生物群，且人工合成的 miR-21 可显著抑制罗伊氏乳杆菌（Lactobacillus reuteri）的体外生长，罗伊氏乳杆菌回补则明显减轻小鼠因胆管结扎诱发的肝纤维化[35]。可见内源性 miR-21 不仅会通过调节肠道菌群结构恶化结肠炎，亦可通过直接靶向抑制乳杆菌生长加剧肝功能障碍。此外，Du Chongtao 等[36]发现李斯特菌（Listeria monocytogenes）感染可导致小鼠巨噬细胞及脾脏和肝脏中 miR-146a 的表达量显著增加，而 miR-146a 缺失小鼠则明显表现出对李斯特菌感染的抵抗作用。肠道菌群组成分析结果显示，与野生型小鼠相比，miR-146a 缺陷型小鼠肠道内副沙门氏菌属（Parasutterella）的相对丰度显著降低，另枝菌属（Alistipes）、布劳特氏菌属（Blautia）、粪球菌属（Coprococcus_1）和瘤胃球菌属（Ruminococcus_1）等产短链脂肪酸菌属的相对丰度则显著升高[36]。miR-146a 缺陷型小鼠与野生型小鼠共笼培养所触发的自然粪菌移植进一步验证了 miR-146a 通过调控肠道菌群增强机体对李斯特菌易感性的作用机制[36]。

新近的一项临床研究对比分析了 52 个健康人群与 75 个轻度认知功能障碍（mild cognitive impairment，MCI）患者的肠道微生物群和血浆 miRNA 表达谱，结果显示 MCI 患者肠道内栖粪杆菌属（Faecalibacterium）、瘤胃球菌科（Ruminococcaceae）和另枝菌属的丰度显著降低，而变形杆菌属（Proteobacteria）和 γ - 变形菌属（Gammaproteobacteria）的相对丰度显著升高，且这两种肠道菌的相对丰度与血浆中 let-7g-5p、miR-107 和 miR-186-3p 表达水平显著相关[37]。而 let-7g 和 miR-155 在一个去卵巢小鼠模型中亦被发现可以通过改变肠道微生物 结构影响心血管功能[38]。此外，Azpiroz 等[39]通过分析 287 名体外受精失败的不孕症患者直肠、阴道拭子中的菌群组成和 miRNA 表达谱，结果发现直肠中细菌的相对丰富度较低，厚壁菌门 / 拟杆菌门（Firmicutes/Bacteroidetes）的比率较高，而阴道拭子中短乳杆菌 / 嗜乳杆菌（Lactobacillus breve/Lactobacillus breviophilus）比例明显增高，同时，这些不孕症患者直肠内的 miR-21-5p（与紧密连接破坏和酵母过度生长相关）表达显著上调，miR-155-5p（与炎症相关）同样过度表达，这预示着内源性 miRNA 可能是不孕症患者触发菌群失调相关炎症的潜在生物标志物。

6.4 内源性外泌体 miRNA，潜在的疾病防治新靶点

机体与肠道微生物互作作为肠道菌群研究的新热点引起了科学界的广泛关注。越来越多研究证明，机体细胞分泌的外泌体 miRNA 是介导机体和肠道微生物群之间沟通的关键调节器，机体可通过自身分泌的内源性外泌体 miRNA 主动性塑造肠道菌群结构（图 6-1）。具体来说，肠细胞释放的外泌体 miRNA 在肠腔内稳定地游走，选择性地进入特定微生物菌体，并调节其生长或功能。不同的肠道微生物组成反过来又显著改变肠道内容物中 miRNA 表达谱，进而影响肠道健康。此外，其他宿主细胞衍生的 miRNA 亦可通过调控肠道菌群影响肝脏、免疫等其他生理功能。表 6-1 汇总了现已明确具有潜在靶向效应关系的内源性 miRNA 与其特定靶标微生物。这些研究发现启示：宿主可通过调节自身组织或细胞分泌的特定 miRNA 来塑造肠道菌群，以维持机体健康。机体内源性 miRNA-肠道微生物-生命健康轴调节效应及新机制的揭示有望为发展基于 miRNA 靶向肠道菌群以改善生理功能的健康干预策略提供新思路。然而，目前关于 miRNA-肠道微生物靶向性的研究仍处于起步阶段，未来需要通过大量验证性研究来阐明特定内源性 miRNA 和关键肠道细菌之间的靶向关系及其潜在的分子调节机制。

表 6-1 具有潜在靶向效应关系的内源性 miRNA 与其特定靶标微生物

miRNA 名称	潜在靶标微生物	参考文献
hsa-miR-515-5p	*Fusobacterium nucleatum*	18
hsa-miR-1226-5p	*Escherichia coli*	18
miR-1226	*Fusobacterium nucleatum，Escherichia coli，segmental filamentous bacteria*	22
miR-515-5p	*Fusobacterium nucleatum，Escherichia coli，segmental filamentous bacteria*	22

续表

miRNA 名称	潜在靶标微生物	参考文献
miR–548ab	*Fusobacterium nucleatum* , *Escherichia coli*	22
miR–199a–5p	*segmental filamentous bacteria*	22
mmu–miR–21	*Akkermansia spp* , *Clostridium spp.*	28
let–7b , let–7c	*Parabacteroides spp.*	28
miR–1944, miR–192, miR–194	*Bacteroides spp.*	28
miR–194–5p , miR–148–3p , miR–27b–3p	*Enterobacteriaceae*	33
miR–148–3p , miR–27b–3p	*Proteobacteria*	33
miR–21	*Lactobacillus reuteri*	35
miR–146a	*Listeria monocytogenes* , *Parasutterella spp.* , *Alistipes* , *Blautia* , *Coprococcus_1 and Ruminococcus_1.*	36
let–7g–5p , miR–107, miR–186–3p	*Proteobacteria* , *γ-proteobacteria spp.*	37

参考文献

［1］VALADI H, EKSTRÖM K, BOSSIOS A, et al. Exosome-mediated transfer of mRNAs and microRNAs is a novel mechanism of genetic exchange between cells［J］. Nat Cell Biol, 2007, 9（6）: 654–659.

［2］李羿, 申兵冰, 徐小松, 等. 外泌体 miRNA 与疾病诊治的研究进展［J］. 临床与病理杂志, 2018, 38（9）: 2003–2017.

［3］ZHU W H, WINTER M G, BYNDLOSS M X, et al. Precision editing of the gut microbiota ameliorates colitis［J］. Nature, 2018, 553（7687）: 208–211.

［4］HOOPER L V, LITTMAN D R, MACPHERSON A J. Interactions between the microbiota and the immune system［J］. Science, 2012, 336（6086）: 1268–1273.

［5］ZHU W F, GREGORY J C, ORG E, et al. Gut microbial metabolite TMAO enhances platelet hyperreactivity and thrombosis risk［J］. Cell, 2016, 165（1）: 111–124.

［6］KOROPATKIN N M, CAMERON E A, MARTENS E C. How glycan metabolism shapes the human gut microbiota［J］. Nat Rev Microbiol, 2012, 10（5）: 323–335.

［7］LIU S R, WEINER H L. Control of the gut microbiome by fecal microRNA［J］. Microb Cell, 2016, 3（4）: 176–177.

［8］SEIQUER I, RUBIO L A, PEINADO M J, et al. Maillard reaction products modulate gut microbiota composition in adolescents［J］. Mol Nutr Food Res, 2014,

58（7）：1552–1560.

[9] NICHOLSON J K, HOLMES E, KINROSS J, et al. Host-gut microbiota metabolic interactions[J]. Science, 2012, 336（6086）：1262–1267.

[10] YANG H E, LI Y J, NISHIMURA A, et al. Synthesized enone fatty acids resembling metabolites from gut microbiota suppress macrophage-mediated inflammation in adipocytes[J]. Mol Nutr Food Res, 2017, 61（10）：1700064.

[11] SIVIERI K, BASSAN J, PEIXOTO G, et al. Gut microbiota and antimicrobial peptides[J]. Curr Opin Food Sci, 2017, 13: 56–62.

[12] TANG Y L, SHI Y H, ZHAO W, et al. Discovery of a novel antimicrobial peptide using membrane binding-based approach[J]. Food Control, 2009, 20（2）：149–156.

[13] OSTAFF M J, STANGE E F, WEHKAMP J. Antimicrobial peptides and gut microbiota in homeostasis and pathology[J]. EMBO Mol Med, 2013, 5（10）：1465–1483.

[14] RAWLS J F, MAHOWALD M A, LEY R E, et al. Reciprocal gut microbiota transplants from zebrafish and mice to germ-free recipients reveal host habitat selection[J]. Cell, 2006, 127（2）：423–433.

[15] CHEN X, BA Y, MA L J, et al. Characterization of microRNAs in serum: A novel class of biomarkers for diagnosis of cancer and other diseases[J]. Cell Res, 2008, 18（10）：997–1006.

[16] ZHAO L, ZHOU X Y, CAI W B, et al. Host intestinal epithelium-derived miRNAs shape the microbiota and its implication in cardiovascular diseases[J]. J Am Coll Cardiol, 2017, 69（11）：1075–1082.

[17] WILLIAMS M R, STEDTFELD R D, TIEDJE J M, et al. MicroRNAs-based inter-domain communication between the host and members of the gut microbiome[J]. Front Microbiol, 2017, 8: 1896.

[18] LIU S, DA CUNHA A P, REZENDE R M, et al. The host shapes the gut microbiota via fecal microRNA[J]. Cell Host Microbe, 2016, 19（1）：32–43.

[19] VAN-NIEL G, MALLEGOL J, BEVILACQUA C, et al. Intestinal epithelial exosomes carry MHC class II/peptides able to inform the immune system

in mice[J]. Gut, 2003, 52（12）: 1690–1697.

[20] PRODROMIDOU K, MATSAS R. Species-specific miRNAs in human brain development and disease[J]. Front Cell Neurosci, 2019, 13: 559.

[21] RUBINSTEIN M R, WANG X W, LIU W D, et al. Fusobacterium nucleatum promotes colorectal carcinogenesis by modulating E-cadherin/ β -catenin signaling via its FadA adhesin[J]. Cell Host Microbe, 2013, 14（2）: 195–206.

[22] JI Y, LI X L, ZHU Y, et al. Faecal microRNA as a biomarker of the activity and prognosis of inflammatory bowel diseases[J]. Biochem Biophys Res Commun, 2018, 503（4）: 2443–2450.

[23] SHI C, LIANG Y, YANG J, et al. MicroRNA-21 knockout improve the survival rate in DSS induced fatal colitis through protecting against inflammation and tissue injury[J]. PloS one, 2013, 8: e66814.

[24] SVRCEK M, EL-MURR N, WANHERDRICK K, et al. Overexpression of microRNAs-155 and 21 targeting mismatch repair proteins in inflammatory bowel diseases[J]. Carcinogenesis, 2013, 34（4）: 828–834.

[25] SCHAEFER J S, ATTUMI T, OPEKUN A R, et al. MicroRNA signatures differentiate Crohn's disease from ulcerative colitis[J]. BMC Immunol, 2015, 16（1）: 5–16.

[26] SHI C, YANG Y Z, XIA Y, et al. Novel evidence for an oncogenic role of microRNA-21 in colitis-associated colorectal cancer[J]. Gut, 2016, 65（9）: 1470–1481.

[27] JOHNSTON D G W, WILLIAMS M A, THAISS CH, al. Loss of MicroRNA-21 influences the gut microbiota, causing reduced susceptibility in a murine model of colitis[J]. J Crohns Colitis, 2018, 12（7）: 835–848.

[28] HORNE R, ST PIERRE J, ODEH S, et al. Microbe and host interaction in gastrointestinal homeostasis[J]. Psychopharmacology, 2019, 236（5）: 1623–1640.

[29] EVERARD A, BELZER C, GEURTS L, et al. Cross-talk between Akkermansia muciniphila and intestinal epithelium controls diet-induced obesity[J]. Proc Natl Acad Sci USA, 2013, 110（22）: 9066–9071.

［30］DEPOMMIER C, EVERARD A, DRUART C, et al. Supplementation with Akkermansia muciniphila in overweight and obese human volunteers: a proof-of-concept exploratory study［J］. Nat Med, 2019, 25（7）: 1096–1103.

［31］PAN L L, NIU W Y, FANG X, et al. Clostridium butyricum strains suppress experimental acute pancreatitis by maintaining intestinal homeostasis［J］. Mol Nutr Food Res, 2019, 63（13）: e1801419.

［32］BLASCO-BAQUE V, COUPÉ B, FABRE A, et al. Associations between hepatic miRNA expression, liver triacylglycerols and gut microbiota during metabolic adaptation to high-fat diet in mice［J］. Diabetologia, 2017, 60（4）: 690–700.

［33］VIENNOIS E, CHASSAING B, TAHSIN A, et al. Host-derived fecal microRNAs can indicate gut microbiota healthiness and ability to induce inflammation［J］. Theranostics, 2019, 9（15）: 4542–4557.

［34］RUNTSCH M C, ROUND J L, O'CONNELL R M. MicroRNAs and the regulation of intestinal homeostasis［J］. Front Genet, 2014, 5: 347.

［35］SANTOS A A, AFONSO M B, RAMIRO R S, et al. Host miRNA-21 promotes liver dysfunction by targeting small intestinal Lactobacillus in mice［J］. Gut microbes, 2020, 12（1）: 1–18.

［36］DU C T, GAO W, MA K, et al. MicroRNA-146a Deficiency protects against Listeria monocytogenes infection by modulating the gut microbiota［J］. Int J Mol Sci, 2018, 19（4）: 993.

［37］ZHANG X N, WANG Y S, LIU W, et al. Diet quality, gut microbiota, and microRNAs associated with mild cognitive impairment in middle-aged and elderly Chinese population［J］. Am J Clin Nutr, 2021, 114（2）: 429–440.

［38］DIAZ-GARRIDO N, CORDERO C, OLIVO-MARTINEZ Y, et al. Cell-to-cell communication by host-released extracellular vesicles in the gut: implications in health and disease［J］. Int J Mol Sci, 2021, 22（4）: 2213.

［39］AZPIROZ M A, ORGUILIA L, PALACIO M I, et al. Potential biomarkers of infertility associated with microbiome imbalances［J］. Am J Reprod Immunol, 2021, 86（4）: e13438.

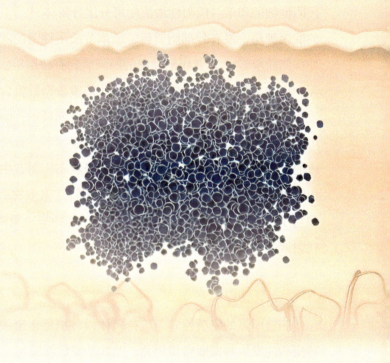

第七部分
微生物源外泌体——影响机体健康多方面

除了来自食物的外源性外泌体和宿主细胞释放的内源性外泌体外，革兰氏阴性细菌和革兰氏阳性细菌亦可分泌外泌体[1, 2]。革兰氏阳性菌具有厚厚的肽聚糖层，没有外部脂质膜，而革兰氏阴性菌的肽聚糖层较薄，并且具有外部脂质膜[3]。革兰氏阴性菌的细胞膜拥有两层质膜层，且两层膜被周质隔开，因此，其产生的大多数外泌体从外膜渗出后将含有周质的内容物，如脂质、外膜蛋白、脂蛋白等。最近的一些研究显示，肠道微生物分泌的外泌体可能反过来影响肠道微生物组和宿主健康[4-6]。有研究报道，肠道病原菌释放的外泌体可诱导宿主免疫细胞的促炎状态，而益生菌释放的外泌体在塑造免疫耐受方面发挥着重要作用[3]。许多特定微生物所分泌的外泌体已被证实参与了机体的多重生理过程，包括炎症性肠病、免疫反应、癌症发生发展、代谢紊乱和肠 – 脑轴等[3-8]。

7.1 微生物源外泌体与炎症性肠病

肠道屏障的完整性对于维持机体内环境稳态至关重要，其功能障碍与多种疾病的发生与发展密切相关，尤其是炎症性肠病（IBD）[9]。Alvarez 等人利用体外培养的人源小肠上皮细胞发现定植于人体肠道中的两种益生菌，大肠杆菌 Nissle 1917 和 ECOR63 菌株所分泌的外泌体通过上调细胞中紧密连接蛋白 ZO-1 和 Claudin-14 的表达，以及下调 Claudin-2 的表达来增强上皮屏障功能的完整性[10]。同时，这些外泌体还可抵御肠道致病性大肠杆菌（EPEC）所引起的肠上皮屏障功能障碍，即 EPEC 感染下调了 ZO-1、ZO-2、闭锁素和 Claudin-14 的表达，并改变了 ZO-1、闭锁素和 F-actin 细胞骨架的亚细胞定位，而 Nissle 1917 和 ECOR63 所释放的外泌体则抵消了这些异常变化[11]。此外，益生菌 *Akkermansia muciniphila* 所衍生的外泌体明显上调肠道中紧密连接基因、并下调 Toll 样受体（TLR）的表达，如此保护小鼠抵御 DSS 所诱导的 IBD 表型[4, 12]。

7.2 微生物源外泌体与免疫反应

肠道共生菌对机体免疫系统的发育和成熟至关重要，其可为宿主抵御细菌、真菌和病毒病原体提供竞争性屏障[13]。最近发表在 *Immunity* 杂志上的一项研究报告指出，肠道微生物群可能通过分泌外泌体调节系统免疫并对病毒感染作出免疫响应[5]。该研究发现，抗生素处理对肠道微生物群的抑制减弱了系统性强直 I 型干扰素和抗病毒启动。这种微生物群驱动的强直 I 型干扰素反应不依赖于 TLR 信号和宿主 - 细菌的直接相互作用，却依赖于 cGAS–STING，而肠道细菌所分泌的外泌体可通过将细菌 DNA 输送至远端宿主细胞来激活 cGAS–STING–IFN–I 轴，如此抵抗系统性病毒感染[5]。该研究凸显了肠道微生物群在维持免疫平衡状态与抵御病毒感染方面的重要性，并提出在病毒感染的情况下需谨慎使用抗生素，这也警示我们需重新审视在病毒感染期间使用抗生素的潜在风险[5, 14]。

来自某些特定细菌的外泌体也被证明可以诱发促炎症反应。Patten 等[15]发现，大肠杆菌 C25 分泌的外泌体在肠道上皮细胞系 HT29–19A 和 Caco–2 中引起了轻微的促炎症反应，而去除这些外泌体后，促炎症作用得到缓解。从益生菌 EcN 和共生菌 ECOR12 中分离出的外泌体激活了 NOD1 信号通路，并进一步促进了肠道上皮细胞中促炎细胞因子 IL–6 和 IL–8 的分泌[16]。此外，结肠致病菌 *Bacteroides thetaiotaomicron* 的抗原借助其分泌的具有细菌硫酸酶活性的外泌体定位至宿主免疫细胞（主要是肠道巨噬细胞），从而推动遗传易感小鼠中结肠炎的发生[17]。

7.3 微生物源外泌体与癌症

细菌外泌体被认为是开发可有效治疗胃肠道癌症的策略的一个未来新风向[18]。值得注意的是，当系统性给予小鼠以基因改良型大肠杆菌（其编码脂质 A 酰基转移酶的基因失活）所分泌的外泌体时，这些外泌体可精准靶向并积累于肿瘤组织中，促进抗肿瘤细胞因子 CXCL10 和干扰素 – γ 的产生，从而诱导机体长期的抗肿瘤免疫反应，完全根除已建立的结肠腺癌[7, 18]。在该过程中，这些外泌体并未展现出明显的不利影响。此外，鼠李糖乳杆菌 GG 衍生的外泌体通过下调抗凋亡性 *Bcl-2* 的表达和上调促凋亡性 *Bax* 的表达，诱导了肝癌细胞系 HepG2 的凋亡并抑制了其增殖[19]。作为优质的新型药物输送载体，基于细菌外泌体的纳米囊泡在开发纳米药物递送体系用于肿瘤免疫治疗方面展现出巨大的潜力[20, 21]。

7.4 微生物源外泌体与代谢紊乱

外泌体作为生物活性纳米载体，可将细菌中的效应分子输送至远处的器官或组织，因此，其作用并不局限于微生物所在的肠道环境[22]。据报道，承载微生物DNA的外泌体可轻松穿过肥胖小鼠体内被破坏的肠道屏障，并将微生物DNA运送至 β 细胞，从而激活 cGAS/STING，加剧胰岛炎症并损害胰岛素分泌，而当去除微生物DNA后可减轻这些有害影响[6]。此外，高脂饮食喂养小鼠的粪便外泌体也已被证明可以诱发小鼠的胰岛素抵抗和葡萄糖不耐受[23]。具体来说，在高脂饮食喂养小鼠中含量丰富的泛酸假单胞菌（*Pseudomonas panacis*）所衍生的外泌体可穿透胞膜，随血液循环抵达对胰岛素敏感的骨骼肌和脂肪组织，随后阻断胰岛素信号传导[23]。相反，*Akkermansia muciniphila* 衍生的外泌体则可降低身体和脂肪的重量，并改善了高脂饮食喂养小鼠的糖脂代谢、脂肪组织炎症和肠道屏障完整性[21, 24, 25]。

7.5 微生物源外泌体与肠 – 脑轴

研究表明，将含有原位肠神经元的空肠上皮表面暴露于鼠李糖乳杆菌衍生的外泌体可明显增加肠肌层初级传入神经元的内在兴奋性[26]。引人注目的是，越来越多研究证明，肠道微生物源外泌体被肠道内皮细胞吸收入血后，可穿过血 – 脑屏障的细胞间连接在大脑中进行积累，进而在调节大脑微环境方面发挥重要作用[27]。李等人研究发现，口服 *Paenalcaligenes hominis* 衍生的外泌体可导致小鼠认知功能障碍，且这些外泌体可能通过血液和迷走神经穿透大脑，但当实施腹腔迷走神经切断术后这些外泌体在海马体中的浸润现象被明显抑制[28]。植物乳杆菌衍生的外泌体亦可改变海马体神经元中神经营养因子的表达，并在应激诱导的抑郁症小鼠中发挥抗抑郁样作用[29]。此外，细菌性外泌体还可能携带精神活性物质。例如，研究人员在脆弱拟杆菌衍生的外泌体中发现了组胺、总戊基丁酸GABA及其生物合成中间体（α – 酮戊二酸和谷氨酸）[30]。组胺作为一种神经递质，在与睡眠和清醒、学习和记忆、焦虑、运动、饮食和饮酒等相关的大脑活动中发挥着关键作用[31]。可见，肠道细菌释放的外泌体可能在大脑健康、认知功能、情绪调节等相关行为中发挥重要作用。

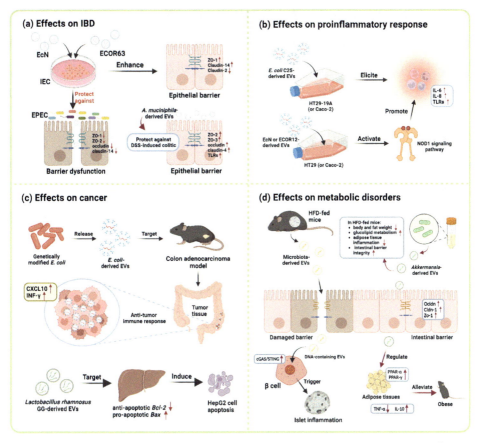

（肠道微生物所衍生的外泌体通过将微生物的生物活性组分输送至目标细胞，在肠道和局部及远端组织之间搭建起一座桥梁，进而调控炎症性肠病、免疫反应、癌症发生发展和代谢紊乱等生理过程）

图 7-1　肠道微生物源外泌体调节机体生理功能[32]

　　综上所述，肠道微生物所衍生的外泌体作为关键性媒介将其所承载的微生物活性组分传递至靶细胞，在肠道和局部甚至远端组织之间搭建起一座"桥梁"（图 7-1）[32]。这些相关研究发现揭示了肠道微生物群影响宿主生理功能的一种新型互作模式，并为发展基于肠道微生物外泌体的疾病防治策略提供了新的见解。

随着微生物源外泌体与机体健康的关联性被逐渐阐明，微生物源外泌体在潜在生物标志物和疾病防治靶点方面展现出突出的应用潜力。然而，与组织细胞分泌的外泌体相比，微生物源外泌体的相关研究尚处于起步阶段，其临床转化过程仍面临巨大挑战[33]。首先，目前科学界对微生物外泌体在肠道微生物与宿主健康互作中所发挥的作用和分子机制知之甚少，迫切需要联合多组学技术进行深入研究，以探索肠道微生物外泌体在调节宿主生理方面的多重影响及其作用机制。其次，分离和纯化微生物外泌体的方法尚未标准化，未来需探讨如何优化组合或创新提纯微生物外泌体的方式[33]。再次，微生物外泌体具有异质性，目前尚无从粪便、血液等复杂生物样本中有效分离、识别特定微生物外泌体的方法[33, 34]。未来需借助蛋白质组学、脂质组学或代谢组学等技术鉴定微生物外泌体的特异性标志物，以提高其对疾病诊断的特异性[33]。

参考文献

［1］LEE E Y, CHOI D Y, KIM D K, et al. Gram-positive bacteria produce membrane vesicles: proteomics-based characterization of Staphylococcus aureus-derived membrane vesicles［J］. Proteomics, 2009, 9（24）: 5425–5436.

［2］SHIN H S, GEDI V, KIM J K, et al. Detection of gram-negative bacterial outer membrane vesicles using DNA aptamers［J］. Sci Rep, 2019, 9（1）: 13167.

［3］MACIA L, NANAN R, HOSSEINI-BEHESHTI E, et al. Host- and microbiota-derived extracellular vesicles, immune function, and disease development［J］. Int J Mol Sci, 2019, 21（1）: 107.

［4］KANG C S, BAN M, CHOI E J, et al. Extracellular vesicles derived from gut microbiota, especially Akkermansia muciniphila, protect the progression of dextran sulfate sodium-induced colitis［J］. PloS one, 2013, 8（10）: e76520.

［5］ERTTMANN S F, SWACHA P, AUNG K M, et al. The gut microbiota prime systemic antiviral immunity via the cGAS-STING-IFN-I axis［J］. Immunity, 2022, 55（5）: 847–861. e10.

［6］GAO H, LUO Z L, JI Y D, et al. Accumulation of microbial DNAs promotes to islet inflammation and β cell abnormalities in obesity in mice［J］. Nat Commun, 2022, 13（1）: 565.

［7］HAAS-NEILL S, FORSYTHE P. A budding relationship: bacterial extracellular vesicles in the microbiota-gut-brain axis［J］. Int J Mol Sci, 2020, 21（23）: 8899.

[8] KIM O Y, PARK H T, DINH N T H, et al. Bacterial outer membrane vesicles suppress tumor by interferon-γ-mediated antitumor response[J]. Nat Commun, 2017, 8（1）: 626.

[9] DÍEZ-SAINZ E, MILAGRO F, RIEZU-BOJ J, et al. Effects of gut microbiota-derived extracellular vesicles on obesity and diabetes and their potential modulation through diet[J]. J Physiol Biochem, 2022, 78（2）: 485–499.

[10] ALVAREZ C S, BADIA J, BOSCH M, et al. Outer membrane vesicles and soluble factors released by probiotic Escherichia coli Nissle 1917 and commensal ECOR63 enhance barrier function by regulating expression of tight junction proteins in intestinal epithelial cells[J]. Front Microbiol, 2016, 7: 1981.

[11] ALVAREZ C S, GIMÉNEZ R, CAÑAS M A, et al. Extracellular vesicles and soluble factors secreted by Escherichia coli Nissle 1917 and ECOR63 protect against enteropathogenic E. coli-induced intestinal epithelial barrier dysfunction[J]. BMC microbiol, 2019, 19（1）: 166.

[12] ASHRAFIAN F, AVA B, AREFEH S, et al. Comparative study of effect of Akkermansia muciniphila and its extracellular vesicles on toll-like receptors and tight junction[J]. Gastroenterol Hepatol Bed Bench, 2019, 12（2）: 163–168.

[13] HOOPER L V, LITTMAN D R, MACPHERSON A J. Interactions between the microbiota and the immune system[J]. Science, 2012, 336（6086）: 1268–1273.

[14] FLEMMING A. Gut commensals promote antiviral immunity via extracellular vesicles[J]. Nat Rev Immunol, 2022, 22（7）: 410.

[15] PATTEN D A, HUSSEIN E, DAVIES S P, et al. Commensal-derived OMVs elicit a mild proinflammatory response in intestinal epithelial cells[J]. Microbiology-SGM, 2017, 163（5）: 702–711.

[16] CAÑAS M A, FÁBREGA M J, GIMÉNEZ R, et al. Outer membrane vesicles from probiotic and commensal Escherichia coli activate NOD1-mediated immune responses in intestinal epithelial cells[J]. Front Microbiol, 2018, 9: 498.

[17] HICKEY C A, KUHN K A, DONERMEYER D L, et al. Colitogenic

Bacteroides thetaiotaomicron antigens access host immune cells in a sulfatase-dependent manner via outer membrane vesicles[J]. Cell Host Microbe, 2015, 17（5）: 672–680.

[18] AMATYA S B, SALMI S, KAINULAINEN V, et al. Bacterial extracellular vesicles in gastrointestinal tract cancer: an unexplored territory[J]. Cancers, 2021, 13（21）: 5450.

[19] BEHZADI E, HOSSEINI H M, FOOLADI A A I. The inhibitory impacts of Lactobacillus rhamnosus GG-derived extracellular vesicles on the growth of hepatic cancer cells[J]. Microb Pathog, 2017, 110: 1–6.

[20] GUO Q, LI X W, ZHOU W X, et al. Sequentially triggered bacterial outer membrane vesicles for macrophage metabolism modulation and tumor metastasis suppression[J]. ACS Nano, 2021, 15（8）: 13826–13838.

[21] PAN J, LI X L, SHAO B F, et al. Self-blockade of PD-L1 with bacteria-derived outer-membrane vesicle for enhanced cancer immunotherapy[J]. Adv Mater, 2022, 34（7）: e2106307.

[22] VILLARD A. BOURSIER J, ANDRIANTSITOHAINA R. Microbiota-derived extracellular vesicles and metabolic syndrome[J]. Acta Physiol, 2021, 231（4）: e13600.

[23] CHOI Y, KWON Y, KIM D K, et al. Gut microbe-derived extracellular vesicles induce insulin resistance, thereby impairing glucose metabolism in skeletal muscle[J]. Sci Rep, 2015, 5: 15878.

[24] ASHRAFIAN F, SHAHRIARY A, BEHROUZI A, et al. Akkermansia muciniphila-derived extracellular vesicles as a mucosal delivery vector for amelioration of obesity in mice[J]. Front Microbiol, 2019, 10: 2155.

[25] CHELAKKOT C, CHOI Y, KIM D K, et al. Akkermansia muciniphila-derived extracellular vesicles influence gut permeability through the regulation of tight junctions[J]. Exp Mol Med, 2018, 50（2）: e450.

[26] AL-NEDAWI K, MIAN M F, HOSSAIN N, et al. Gut commensal microvesicles reproduce parent bacterial signals to host immune and enteric nervous

systems[J]. FASEB J, 2015, 29（2）：684–695.

[27] HAAS-NEILL S, FORSYTHE P. A budding relationship: Bacterial extracellular vesicles in the microbiota-gut-brain axis[J]. Int J Mol Sci, 2020, 21（23）：8899.

[28] LEE K E, KIM J K, HAN S K, et al. The extracellular vesicle of gut microbial Paenalcaligenes hominis is a risk factor for vagus nerve-mediated cognitive impairment[J]. Microbiome, 2020, 8（1）：107.

[29] CHOI J, KIM Y K, HAN P L. Extracellular vesicles derived from Lactobacillus plantarum increase BDNF expression in cultured hippocampal neurons and produce antidepressant-like effects in mice[J]. Exp Neurobiol, 2019, 28（2）：158–171.

[30] ZAKHARZHEVSKAYA N B, VANYUSHKINA A A, ALTUKHOV I A, et al. Outer membrane vesicles secreted by pathogenic and nonpathogenic Bacteroides fragilis represent different metabolic activities[J]. Sci Rep, 2017, 7（1）：5008.

[31] PASSANI M B, GIANNONI P, BUCHERELLI C, et al. Histamine in the brain: beyond sleep and memory[J]. Biochem Pharmacol, 2007, 73（8）：1113–1122.

[32] DONG X Y, LIU Y Y, YANG X B, et al. Extracellular vesicle miRNAs as key mediators in diet-gut microbiome-host interplay[J]. Trends Food Sci Tech, 2023, 136: 268–281.

[33] 罗晓霞，覃思华，王晖迪，等 . 细菌外囊泡在疾病发生发展中的作用机制及应用前景 [J]. 协和医学杂志 , 2023, 14（5）：915–924.

[34] HONG J, DAUROS-SINGORENKO P, WHITCOMBE A, et al. Analysis of the Escherichia coli extracellular vesicle proteome identifies markers of purity and culture conditions[J]. J Extracell Vesicles, 2019, 8: 1632099.

后 记

未来的意义

    肠道菌群作为人类的"第二基因组"和"第二大脑"，参与调节食物消化、营养代谢吸收、免疫调节、胃肠道稳态维持、疾病防御等多种重要生理过程。近年来，具有卓越肠菌调节效应的益生菌成为代谢性疾病防治研究的新焦点。然而，新近发表在 Cell 杂志的权威研究相继报道，当利用益生菌重建抗生素服用患者的肠道菌群时，益生菌补充反而抑制被抗生素破坏的土著微生物组的回归，延长正常肠道微生物组的恢复时间。因此，探寻安全有效的靶向改善肠道菌群结构的新策略已凸显为生命健康领域的热点与前沿。

    本学术著作聚焦肠道菌群这一疾病防治新"窗口"，首次从细胞间"通信员"外泌体调控肠道微生物的崭新视角，整合并探讨了外泌体作为重要媒介参与饮食、肠道微生物组和宿主相互作用的相关研究证据，以期为肠道菌群靶向性健康策略的提出与发展提供重要的科学参考。该著作基于现有关于内、外源性外泌体将其运载的 miRNA 等生物活性物质输送至特定肠道微生物进而影响其生长与功能的系列创新性科学发现，高度肯定外泌体作为肠道微生物的特异性调控因子在生命健康领域的应用前景。作为未来研究的重要参考资料，本专著的主要学术价值有：①围绕动植物食品衍生的天然外泌体，分析食源外泌体及其 miRNA 与肠道微生物之间的靶向关系及调节机制，有助于挖掘具有潜在益生效应的天然 miRNA——"益生 miRNA"，推动新型天然材料食源外泌体 miRNA 在菌群导向性食品设计中的应用。②针对机体–肠道微生物群串扰的研究揭示了机体主动性操纵肠道微生物组的内源外泌体关联性调节机制，凸显了机体细胞分泌的内源性外泌体 miRNA 作为肠道微生物相关疾病的新型诊断/预后生物标志物和治疗靶点的潜力。③尽管肠道微生物源外泌体的功效组分和作用机制尚不清楚，但其不仅会反过来在多环节影响机体的局部组织，还会影响远端组织，这暗示了微生物源外泌体在人体内环境稳态和机体健康中的潜在作用。④从外泌体的角度探索饮食、肠道微生物组和宿主之间的内在联系，持续发掘可特异性靶向肠道微生物的候选 miRNA，将为发展可靶向调控肠道菌群的健康干预策略提供新的见解和思路，为个性化饮食和精准健康研究奠定重要的科学基础。

虽然目前已有不少研究揭示了外泌体作为重要媒介参与调控饮食、肠道微生物与机体互作的多过程、多环节，但仍存在诸多问题亟待解决，如：①外泌体 miRNA 靶向调节肠道微生物生长及功能的分子机制尚不明确；②食物中外泌体 miRNA 的含量以及其是否是膳食影响肠道菌群的另一关键调控因子亟须进一步验证；③食物外泌体 miRNA 作为潜在天然益生元的有效剂量有待进一步探讨；④动物与人体之间的物种差异导致其菌群结构和 miRNA 表达谱同样差异显著，因此将动物实验的结论推演至人体仍需大量临床试验结果的支撑；⑤肠道微生物能否反过来影响机体内源性外泌体的组成尚待明晰；⑥提升外泌体载药性能的方法与手段亟待探索。本著作的推广预期将吸引更多优秀的研究者投身本领域开展更系统更全面的研究，为全民健康注入更强劲的动力，推动我国健康事业的发展。